Hilfe! Diabetes

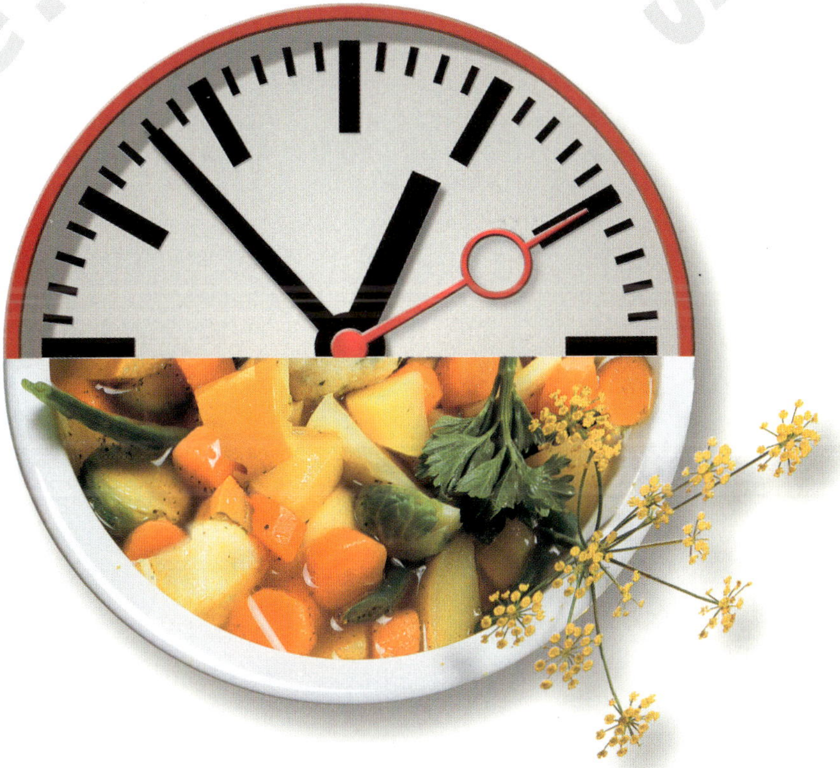

PATIENTEN-HANDBUCH
DIABETES MELLITUS TYP 2

ZDF PRAXIS

AOK Die Gesundheitskasse.

DEUTSCHER HAUSÄRZTEVERBAND

Inhalt

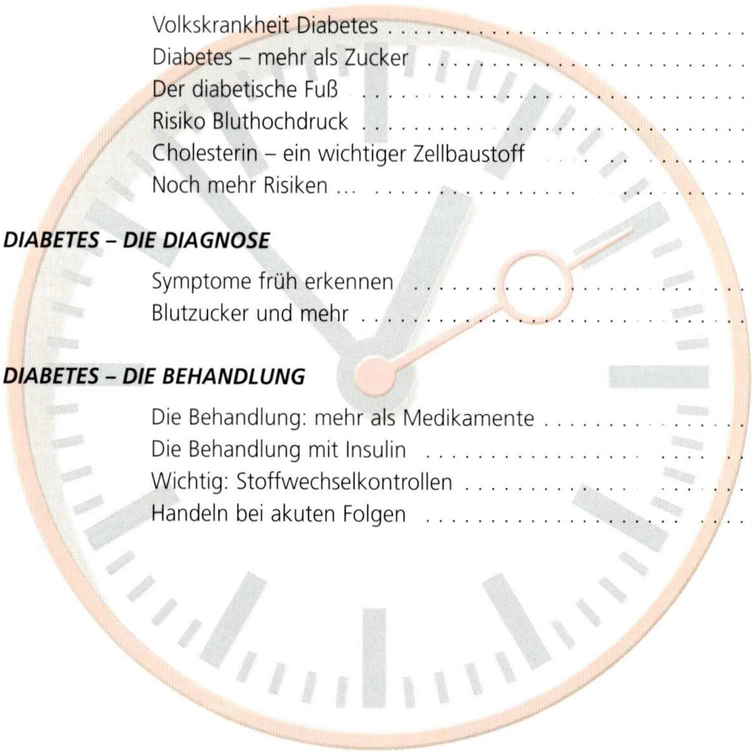

ERNÄHRUNG BEI DIABETES

DAS BEHANDLUNGSTEAM – SIE UND IHR ARZT

Zur besseren Orientierung ist dieses Buch mit einem farbcodierten Wegweiser ausgestattet:

- Die mit Rot gekennzeichneten Seiten behandeln das Krankheitsbild Diabetes.
- Alles zur Diagnose finden Sie auf den blauen Seiten.
- Das grüne Kapitel beschreibt die Diabetes-Behandlung.
- Auf den orangefarbenen Seiten finden Sie grundlegende Informationen zur diabetesgerechten Ernährung und leckere Rezepte.
- Der türkis markierte Bereich betrifft Ihre Zusammenarbeit mit den behandelnden Ärzten.

PRAXIS im ZDF – für mehr Gesundheit

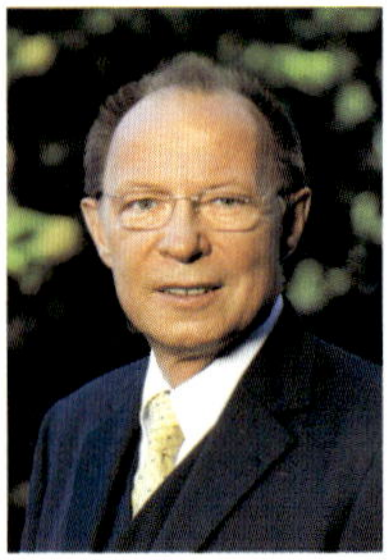

Gunther Vogel

Seit inzwischen mehr als 30 Jahren arbeite ich im ZDF an den PRAXIS-Sendungen, die Sie alle kennen.

Eines meiner wichtigsten Anliegen war und ist dabei, unsere Zuschauer mit neuen Erkenntnissen der medizinischen Forschung, aber auch einfachen, praktikablen Tipps und Empfehlungen für den Alltag zu unterstützen. Und gerade das Thema Diabetes mellitus hat sich in dieser Zeit unzählige Male in Beiträgen wiedergefunden. Und ebenfalls unzählige Male habe ich feststellen müssen, dass sich viele der wirklich wesentlichen, beachtenswerten Punkte dieser Erkrankung mit einer Fernsehsendung alleine nicht ausreichend weitergeben lassen. Denken Sie beispielsweise nur an die unterschiedlichen Medikamente oder die unzähligen Rezeptratschläge, um lecker und dennoch „diabetesgerecht" kochen zu können …

Ich bin daher sehr froh, dass es möglich war, gemeinsam mit der AOK und dem Hausärzteverband dieses Buch zu veröffentlichen. Viele ärztliche Kollegen haben die Inhalte unserer Autoren geprüft und an die täglichen Bedürfnisse in den zehntausenden Praxen im ganzen Land angepasst.

Sie können sich so jederzeit sicher sein, dass die hier zusammengefassten Tipps von Ihrem Arzt für gut befunden und mitgetragen werden. Auch wenn Ihr Hausarzt natürlich jede Behandlungsentscheidung auf Ihre ganz persönliche Situation anpassen wird. Bislang war ein solcher Schulterschluss von Medizin und Medien nicht denkbar. Mit diesem Buch aber haben wir dieses Ziel erreicht.

Darauf bin ich ein wenig stolz, um so ganz neu unserem – inzwischen vier Jahrzehnte alten – PRAXIS-Motto gemeinsam mit Ihrem Hausarzt gerecht werden zu können: PRAXIS im ZDF – für mehr Gesundheit!

Ich würde mich sehr darüber freuen, wenn dieses Buch Ihnen dabei helfen kann, ein genussvolles, bewusstes Leben zu führen – trotz Zuckerkrankheit.

Ich grüße Sie herzlich vom Lerchenberg in Mainz

Ihr

Gunther Vogel

Leiter der ZDF-Redaktion Gesundheit und Natur

Sie stehen im Mittelpunkt

Die neuen Disease-Management-Programme (DMP) stellen einen für uns zukunftsweisenden Schritt in die richtige Richtung dar. Nach intensiven Verhandlungen zwischen Ärzten, Politikern und Krankenkassen wurden diese Behandlungsprogramme erarbeitet, um die Versorgung von chronisch kranken Patienten zu verbessern. Eines dieser Programme ist speziell auf die Versorgung von Menschen mit Typ-2-Diabetes zugeschnitten. Die medizinischen Behandlungsempfehlungen stellen das derzeit aktuelle Wissen aus ärztlichen Leitlinien und wissenschaftlichen Studien dar.

Der Patient hat für uns die zentrale Rolle im DMP. Denn ohne Ihre Mitarbeit kann es keine Behandlungserfolge geben. Daher stellen die neuen Programme auch eine bisher einzigartige Zusammenarbeit des behandelnden Arztes, des Patienten und der Krankenkasse dar. Sie als Patient legen gemeinsam mit Ihrem Arzt die für Sie sinnvollen und erreichbaren Ziele fest. Gemeinsam planen Sie Behandlungsstrategien, die zum Erfolg führen, und gemeinsam überdenken Sie die Möglichkeiten, wenn die Ziele mit den bislang durchgeführten Maßnahmen nicht erreicht werden können.

Aber wie es immer so ist mit den positiven Seiten der Selbstverantwortung: Sie bringen auch einige Pflichten mit sich. Und diese Pflichten heißen vor allem: Informieren Sie sich über Ihr Krankheitsbild und die für Sie richtigen Behandlungsmöglichkeiten.

Wir als Ihre Krankenkasse unterstützen Sie dabei. Wir schaffen die vertraglichen Rahmenbedingungen bei den Ärzten, damit Sie optimal betreut werden. Auf Ihr Krankheitsbild zugeschnittene Informationen geben Ihnen einen Überblick über die Krankheit Typ-2-Diabetes, über die Erkennung und die Behandlung. In Schulungs- und Behandlungsprogrammen erfahren Sie in Kleingruppen, wie Sie aktiv an der Behandlung Ihrer Erkrankung mitwirken können. Sie haben die Gelegenheit, sich mit den Schulungsleitern und -teilnehmern in engen persönlichen Gesprächen auszutauschen. Zusammen mit Ihnen entscheidet Ihr Arzt, welches Schulungsprogramm für Sie geeignet ist.

Wir hoffen, Ihnen mit diesem Buch Unterstützung bieten zu können, und wünschen Ihnen alles Gute für Ihre Gesundheit.

Ihr

Dr. Rolf Hoberg
Stellvertretender Vorstandsvorsitzender des AOK-Bundesverbandes

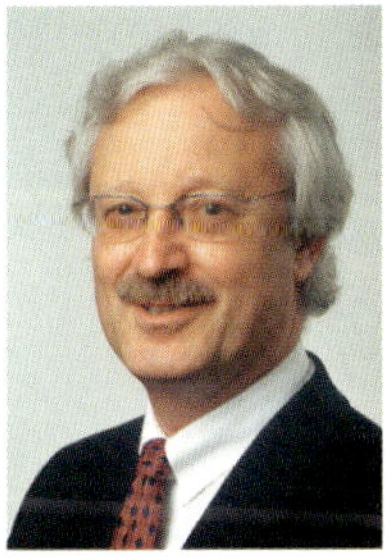

Dr. Rolf Hoberg

Neue Strukturen – bessere Versorgung

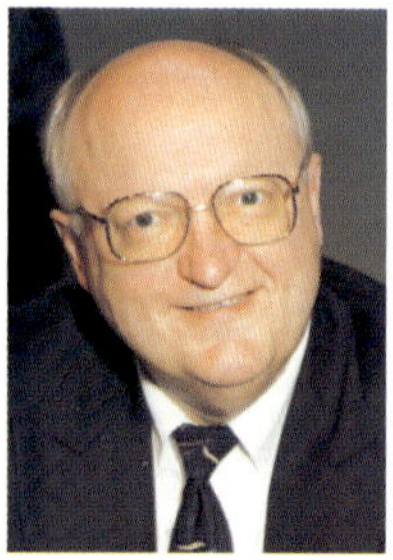

Prof. Dr. med. Klaus-Dieter Kossow

Die chronischen Volkskrankheiten rücken zunehmend in das Zentrum der gesundheitspolitischen Diskussion. Dies ist richtig, denn die falsche und unsachgemäße Behandlung, z. B. des Diabetes, führt zu dramatischen Folgeerkrankungen, wie Herzinfarkt, Schlaganfall, Erblindung, Amputation und anderes. Und das bedeutet nicht nur menschliches Leid, sondern produziert ebenso enorme Kosten, die unser Gesundheitswesen bereits heute gefährlich belasten.

Eine dem medizinischen Stand entsprechende Versorgung steht dem Wirtschaftlichkeitsgebot unserer solidarisch organisierten gesetzlichen Krankenversicherung in keiner Weise entgegen. Im Gegenteil – ein gut behandelter Diabetes ist die beste Versicherung zur Vermeidung der gravierenden Spätkomplikationen, die die uns alle so belastenden Kosten im Gesundheitswesen verursachen.

Um eine qualitätsgesicherte und gleichzeitig wirtschaftliche Versorgung zu erreichen, haben Regierung, Krankenkassen und Ärzteschaft gemeinsam so genannte Disease-Management-Programme (Krankheitsmanagement) entwickelt. Für den Typ-2-Diabetes können nun Krankenkassen diese zukunftsweisenden Programme ihren betroffenen Versicherten seit dem 1. Juli 2002 anbieten. Ob es für Sie bereits möglich ist, an den neuen Programmen teilzunehmen, erfahren Sie bei Ihrem Arzt oder Ihrer Krankenkasse.

Mit dem Disease-Management ist der erste Schritt in Richtung einer besseren Versorgungsstruktur getan. Aber ob es tatsächlich gelingt, mit diesen neuen Versorgungsstrukturen Folgeerkrankungen bei Typ-2-Diabetikern zu vermeiden, hängt in erster Linie von dem Patienten selbst, also von Ihnen ab.

In diesem Patientenratgeber finden Sie alle relevanten Informationen rund um den Diabetes. Sie werden feststellen, dass es sich umfassend informiert mit Diabetes gut leben lässt.

Ich wünsche Ihnen viel Spaß beim Lesen und hoffe, dass Sie mit Hilfe der hier zusammengestellten Informationen trotz Ihres Diabetes ein ausgefülltes und angenehmes Leben führen können.

Prof. Dr. med. Klaus-Dieter Kossow

Ehrenvorsitzender des Deutschen Hausärzteverbandes e. V.

DEUTSCHER HAUSÄRZTEVERBAND

Diabetes mellitus – die Zuckerkrankheit

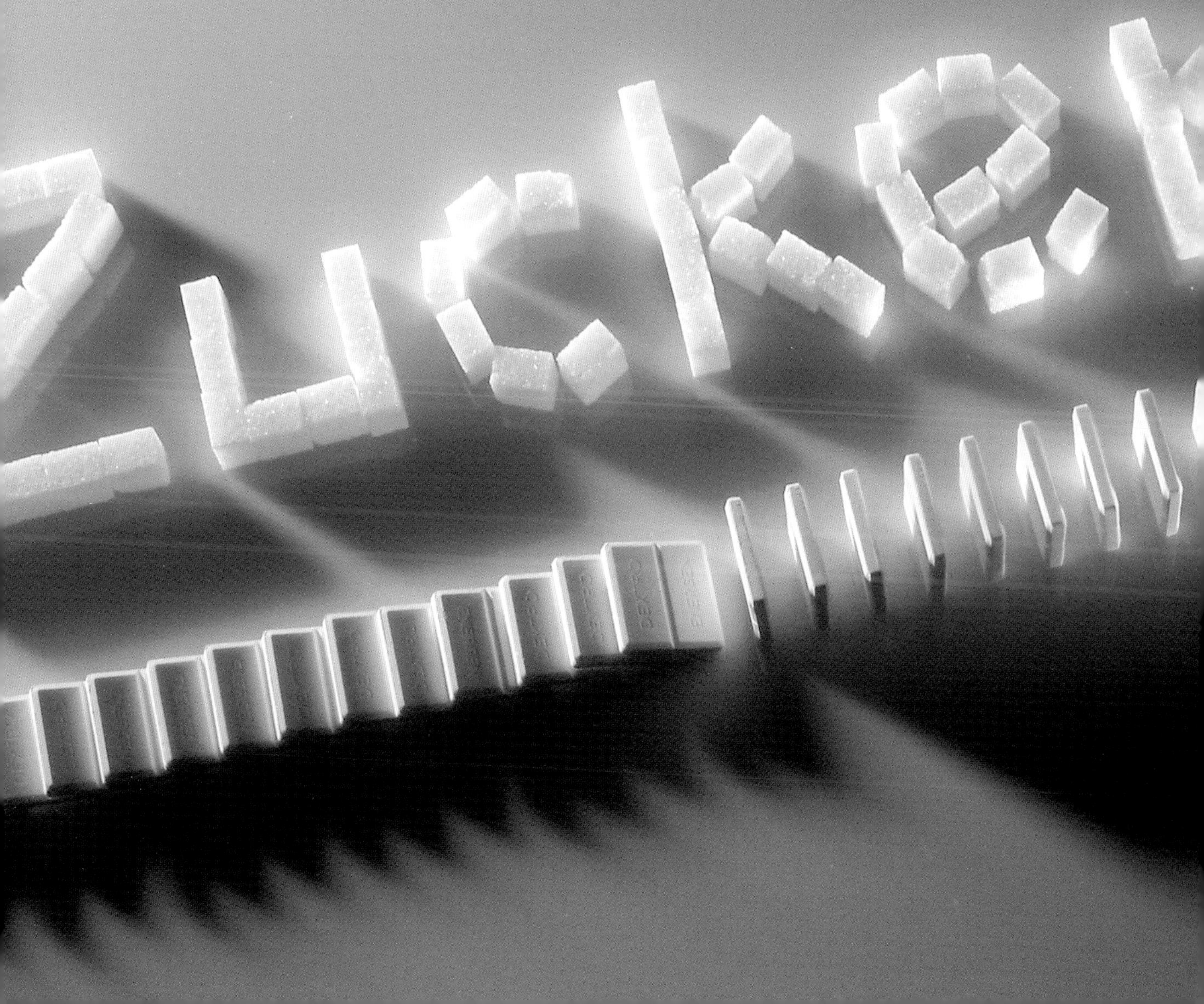

Volkskrankheit Diabetes

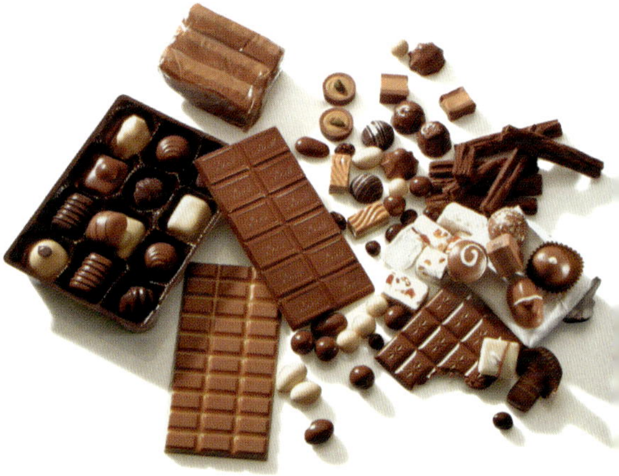

Insgesamt vier bis sieben Millionen Bundesbürger leiden unter der Zuckerkrankheit – dem Diabetes mellitus. Mit steigender Lebenserwartung erkranken immer mehr ältere Menschen daran, aber auch junge Menschen können davon betroffen sein. Die Ursache für Diabetes ist ein gestörter Zuckerstoffwechsel, der sich im ganzen Körper bemerkbar machen kann. Somit kann diese Krankheit die verschiedensten Folgeerkrankungen nach sich ziehen. Das folgende Kapitel beschreibt, welche Aufgaben der Blutzucker in unserem Organismus hat, wie der Blutzuckerspiegel geregelt wird und wie es zu Diabetes und den Folgen kommt.

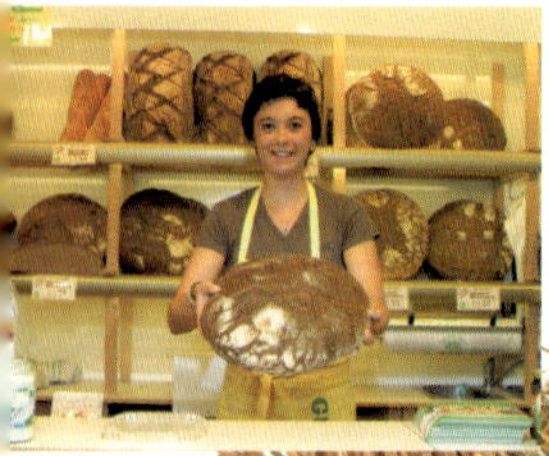

ZENTRALE DREHSCHEIBE: BLUTZUCKER

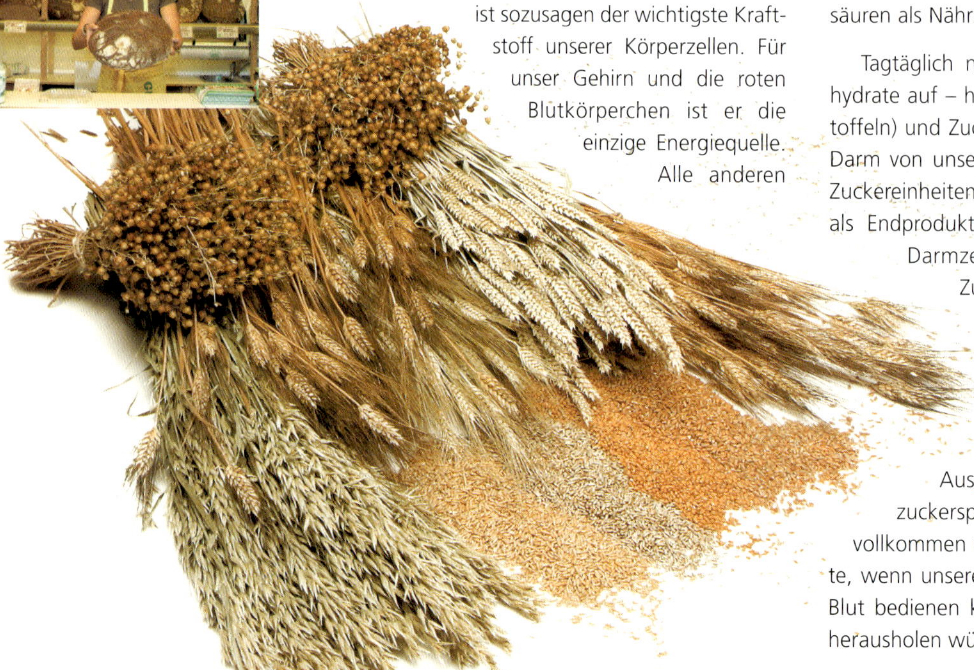

Der Blutzucker ist unser Hauptenergielieferant. Er ist sozusagen der wichtigste Kraftstoff unserer Körperzellen. Für unser Gehirn und die roten Blutkörperchen ist er die einzige Energiequelle. Alle anderen Zellen und Organe benutzen auch Fette und Fettsäuren als Nährstoffe.

Tagtäglich nehmen wir verschiedenste Kohlenhydrate auf – häufig in Form von Stärke (Brot, Kartoffeln) und Zucker (Obst, Honig). Diese werden im Darm von unseren Verdauungsenzymen in kleinste Zuckereinheiten gespalten und umgebaut, so dass als Endprodukt Glukose (= Zucker) entsteht. Die Darmzellen wiederum geben dann den Zucker direkt ins Pfortaderblut ab, das in die Leber strömt. Dort wird der Zucker zum Teil direkt gespeichert oder gelangt in den großen Blutkreislauf, wodurch er allen Körperzellen zur Verfügung steht. Aus diesem Grund steigt unser Blutzuckerspiegel nach jedem Essen an. Das ist vollkommen normal. Nun wäre es ja das Einfachste, wenn unsere Körperzellen sich einfach aus dem Blut bedienen könnten und sich so viel Blutzucker herausholen würden, wie sie brauchen. Diese Fähig-

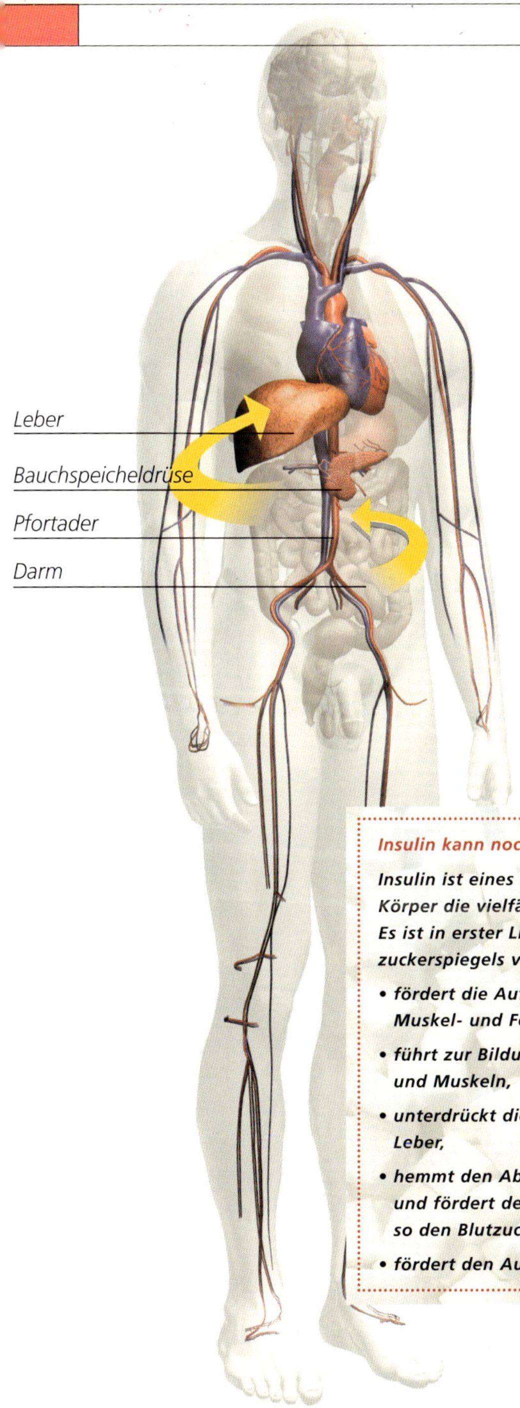

keit haben allerdings nur die Gehirnzellen und die roten Blutkörperchen.

KEIN ENERGIESCHUB OHNE INSULIN

Für die Aufnahme des Blutzuckers in die Zellen muss das Hormon Insulin nachhelfen. Durch seine Wirkung vermehren sich die „Zellschleusen" für den Zucker an den Zellaußenseiten und es wird das Signal zur Zuckeraufnahme aus dem Blut gegeben. Für „schlechte Zeiten" bauen dann vor allem die Leber und in geringem Maß auch die Muskeln und die Nieren regelrechte Zuckerreserven auf (so genanntes Glycogen).

Unser Blutzuckerspiegel wird von unserem Körper ständig überwacht – ist zu viel vorhanden, wie etwa nach einer Mahlzeit, wird Insulin aus unserer Bauchspeicheldrüse ins Blut ausgeschüttet.

Insulin kann noch mehr ...

Insulin ist eines der Hormone, die in unserem Körper die vielfältigsten Aufgaben wahrnehmen. Es ist in erster Linie für die Senkung des Blutzuckerspiegels verantwortlich. Insulin ...

- ***fördert die Aufnahme von Blutzucker in die Muskel- und Fettzellen,***
- ***führt zur Bildung von Zuckerspeichern in Leber und Muskeln,***
- ***unterdrückt die Neubildung von Zucker in der Leber,***
- ***hemmt den Abbau von Fett in den Fettzellen und fördert den Aufbau von Fett und speichert so den Blutzucker in einer anderen Form,***
- ***fördert den Aufbau von Muskelzellen.***

Wie oben beschrieben nehmen jetzt die Körperzellen und vor allem die Leber den Blutzucker auf. Die Folge: Unser Blutzuckerspiegel sinkt. Fällt er unter den Normalbereich, dann steuert unser Körper gegen. Die Insulinproduktion wird eingestellt und zusätzlich wirken jetzt blutzuckererhöhende Hormone wie zum Beispiel das Glucagon. Dann kommt es zu einem Abbau der vorher angeleg-

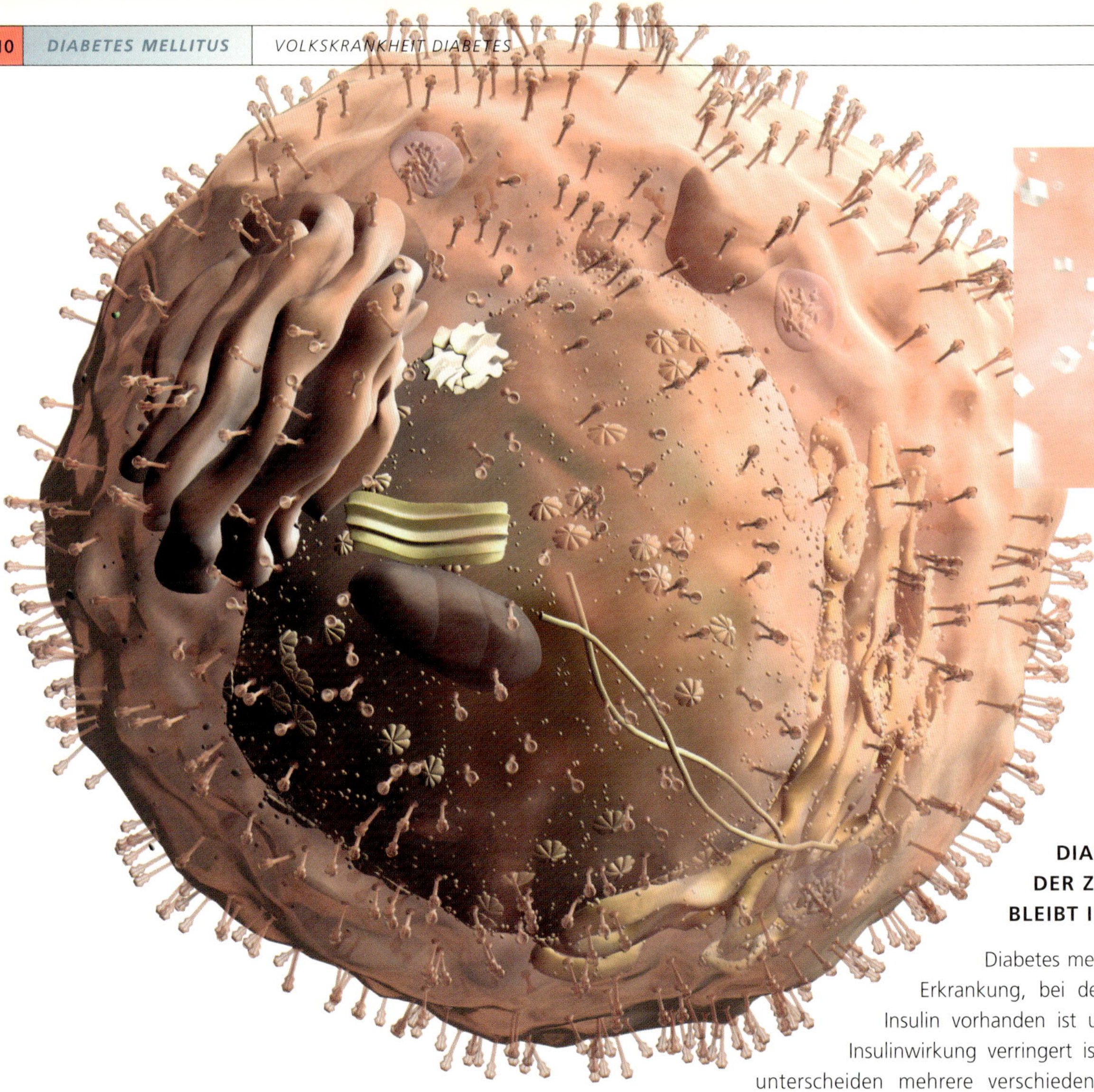

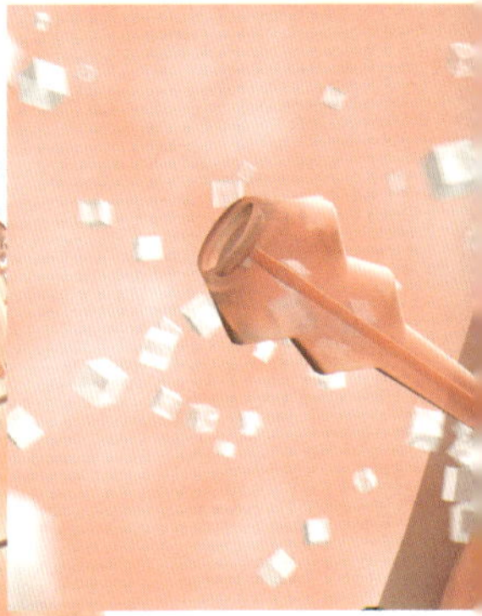

ten Zuckerreserven und zur Freisetzung von Zucker aus der Leber. Dadurch steigt der Blutzuckerspiegel wieder an. Dieses Zusammenspiel der verschiedenen Hormone bewirkt daher im Endeffekt, dass die Konzentration von Zucker im Blut immer in einem begrenzten Bereich schwankt.

DIABETES – DER ZUCKER BLEIBT IM BLUT

Diabetes mellitus ist eine Erkrankung, bei der zu wenig Insulin vorhanden ist und/oder die Insulinwirkung verringert ist. Mediziner unterscheiden mehrere verschiedene Diabetes-Formen. Die Hauptformen sind der Typ-1- und der Typ-2-Diabetes mellitus.

Beim Typ-1-Diabetes bildet die Bauchspeicheldrüse in der Regel kein Insulin mehr. Die Ursache hierfür ist vor allem eine Autoimmunerkrankung, das heißt, ein fehlprogrammiertes Immunsystem zerstört dabei körpereigene Zellen. Im Fall des Typ-1-Diabetes sind

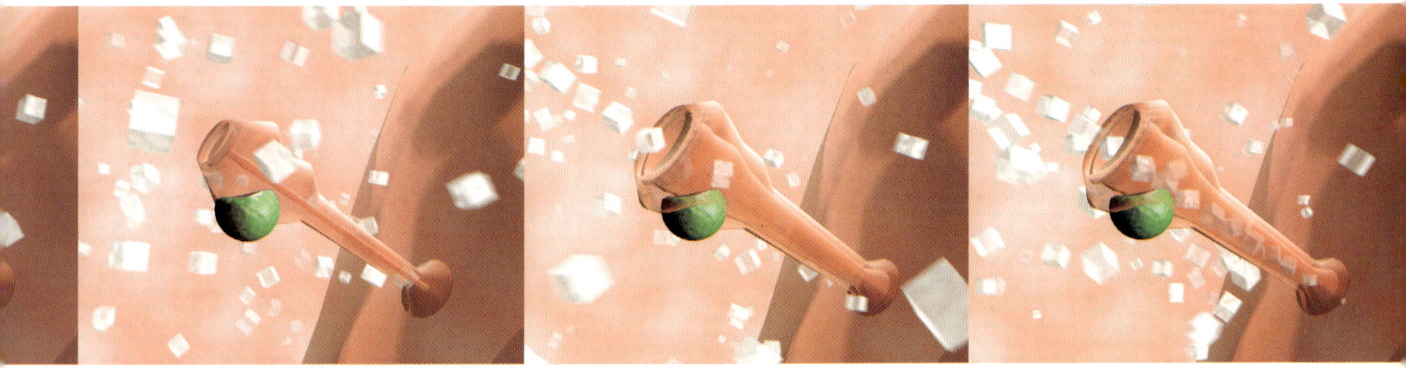

Links: Körperzelle mit Insulinrezeptoren. Oben: Insulin (grün) aktiviert einen Insulinrezeptor

es die Insulin produzierenden Beta-Zellen der Bauchspeicheldrüse. Diese Diabetes-Form beginnt meist sehr plötzlich bei Kindern, Jugendlichen oder jungen Erwachsenen mit schwerwiegenden Symptomen wie starker Gewichtsabnahme, starkem Durst, vermehrtem Wasserlassen, Müdigkeit und Abgeschlagenheit. Wird kein Insulin gegeben, führt der Typ-1-Diabetes innerhalb weniger Monate zum Tod. Die moderne Insulintherapie ermöglicht diesen Menschen heutzutage ein verhältnismäßig normales Leben mit einer Lebenserwartung, die der der übrigen Bevölkerung entsprechen kann.

Wesentlich häufiger ist allerdings der Typ-2-Diabetes: 90 Prozent aller Diabetiker leiden unter dieser Diabetes-Form. Bei den Betroffenen sind meist die Körperzellen nicht mehr ausreichend empfänglich für die Wirkungen des Hormons Insulin und die Bauchspeicheldrüse kann außerdem nicht genügend Insulin für den erhöhten Bedarf liefern. Mediziner nennen das „Insulinresistenz" und „Insulinsekretionsstörung". Wie auch bei anderen Hormonen wirkt Insulin über einen so genannten Rezeptor in der Zelle. Einen Rezeptor muss man sich vorstellen wie ein Schloss, in das nur der eine Schlüssel, hier das Insulin, hineinpasst. Ist das Schloss nicht voll funktionsfähig, dann schließt auch der Schlüssel nicht mehr gut. Und genau die Situation liegt bei einer Insulinresistenz vor: Insulin ist zwar in ausreichender Menge vorhanden und Rezeptoren sind auch da. Aber das Insulin löst am Rezeptor nur eine schwache Reaktion aus. Die Zelle ignoriert das Insulinsignal einfach, der Zucker kann nicht in die Zelle eingeschleust werden.

TYP-2-DIABETES: SO KOMMT ES DAZU

Wissenschaftler konnten feststellen, dass bei einem großen Teil der Typ-2-Diabetiker eine erbliche Veranlagung zu dieser Erkrankungsform besteht. Das heißt, in der näheren Verwandtschaft gibt es meist weitere Menschen, die an dieser Stoffwechselkrankheit leiden. Wie fast immer bei solchen Veranlagungen müssen aber zusätzlich auslösende Faktoren hinzukommen, damit es tatsächlich zu einer Erkrankung kommt. Beim Typ-2-Diabetes sind das vor allem hohes Lebensalter, Übergewicht und Bewegungsmangel.

Irgendwann kann die Bauchspeicheldrüse den Mehrbedarf nicht mehr ausgleichen, so dass der

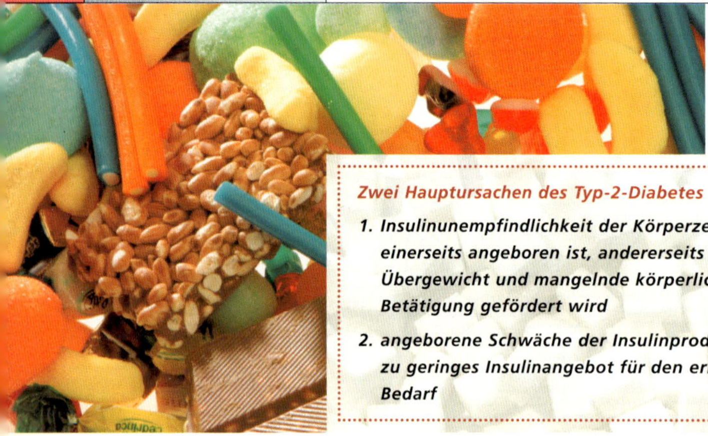

Zwei Hauptursachen des Typ-2-Diabetes

1. ***Insulinunempfindlichkeit der Körperzellen, die einerseits angeboren ist, andererseits durch Übergewicht und mangelnde körperliche Betätigung gefördert wird***
2. ***angeborene Schwäche der Insulinproduktion: zu geringes Insulinangebot für den erhöhten Bedarf***

Blutzuckerspiegel ansteigt. Das Gute: Es gibt zwei Wege, den Typ-2-Diabetes zu behandeln:

1. Der Insulinbedarf kann gesenkt werden, z. B. durch Gewichtsreduktion und körperliche Betätigung.
2. Das Insulinangebot kann erhöht werden, z. B. durch eine Insulingabe oder eine medikamentöse Steigerung der Insulinproduktion.

Vor allem in den Anfangsstadien kann ein Typ-2-Diabetes durch konsequente Lebensstiländerungen sehr gut beherrscht werden.

Diabetes – mehr als Zucker

Der Blutzuckerspiegel bei Diabetikern ist überhöht. Und trotz des hohen Blutzuckerspiegels können die Zellen den Energielieferanten Zucker nicht mehr genügend aufnehmen. Häufig ist bei Menschen mit Diabetes auch der Blutdruck erhöht. Patienten mit Diabetes neigen auch zu Fettstoffwechselstörungen. Sie haben häufiger Veränderungen an den großen Blutgefäßen (siehe Abschnitt „Atherosklerose") und sind anfälliger gegen Infektionserkrankungen wie z. B. Pilzinfektionen.

AKUT GEFÄHRLICH – DAS DIABETISCHE KOMA

Die für Typ-2-Diabetiker bedrohlichste Form eines Komas ist das so genannte „hyperosmolare-hyperglykämische" Koma. Diese Komplikation wird dadurch ausgelöst, dass ein sehr hoher Blutzuckerspiegel (oft über 600 mg/dl) den Körperzellen Wasser entzieht. Das geht so weit, dass die Zellen, zum Beispiel die Gehirnzellen, ihre normale Funktion nicht mehr ausüben können. Es kann in Extremfällen zum Bewusstseinsverlust kommen. Besonders gefährdet für das hyperosmolare-hyperglykämische Koma sind ältere Patienten und Patienten mit akuten Infekten (Harnwegsinfekte, Lungenentzündung) oder anderen schweren Erkrankungen. Begünstigt wird diese Komaform noch durch eine zu geringe Flüssigkeitsaufnahme oder durch Flüssigkeitsverlust, wie er z. B. bei Infektionserkrankungen und Fieber auftritt.

Das diabetische Koma ist dank der heute guten Behandlungsmöglichkeiten extrem selten geworden. Allerdings gibt es bei Patienten mit Diabetes weitere Folgekrankheiten, die sich erst über Jahrzehnte entwickeln, und zwar dann, wenn der Diabetes nicht optimal behandelt ist (mehr zu Therapie und Therapiekontrolle in den folgenden Kapiteln). Die am häufigsten auftretende Begleiterkrankung ist heute die Atherosklerose.

ATHEROSKLEROSE UND DIABETES

Die Atherosklerose – also die Verengung und Verkalkung unserer Blutgefäße – ist die häufigste Erkrankung des Herz-Kreislauf-Systems, mit oft schwerwiegenden Folgen wie Herzinfarkt oder Schlaganfall. Das Erschreckende: Viele Menschen haben bereits arteriosklerotische Gefäßveränderungen oder zumindest ein hohes Erkrankungsrisiko, ohne es zu merken oder davon zu wissen.

Die Entwicklung einer Atherosklerose ist ein komplizierter und langwieriger Prozess, bei dem sehr viele Faktoren mitspielen und der wissenschaftlich noch nicht vollkommen verstanden wird. Am Anfang steht die Schädigung des so genannten Endothels, der „Innenhaut" oder Auskleidung unserer Blutgefäße, die das Blut zu den Organen hinführen = Arterien. Das Endothel ist normalerweise absolut glatt und eben; unser Blut fließt ungehindert daran vorbei. Zu einer Schädigung kommt es beispielsweise durch zu hohen Blutdruck oder Inhaltsstoffe des Zigarettenrauchs. Die Folge ist ein Umbau der Gefäßinnenwand. Es entstehen so genannte arteriosklerotische Plaques – Verdickungen der Gefäßinnenwand mit Auflagerungen, die allmählich immer weiter in das Gefäßinnere hineinragen. Zusätzlich kann sich auch noch Kalk einlagern – es bildet sich eine harte, zerklüftete Anlagerung, die zu Strömungsbehinderungen führt. Daran können

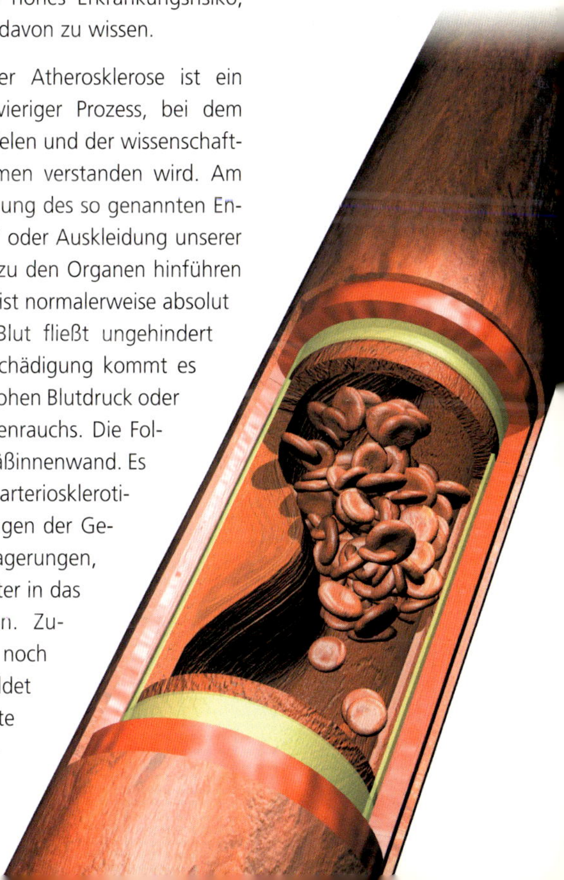

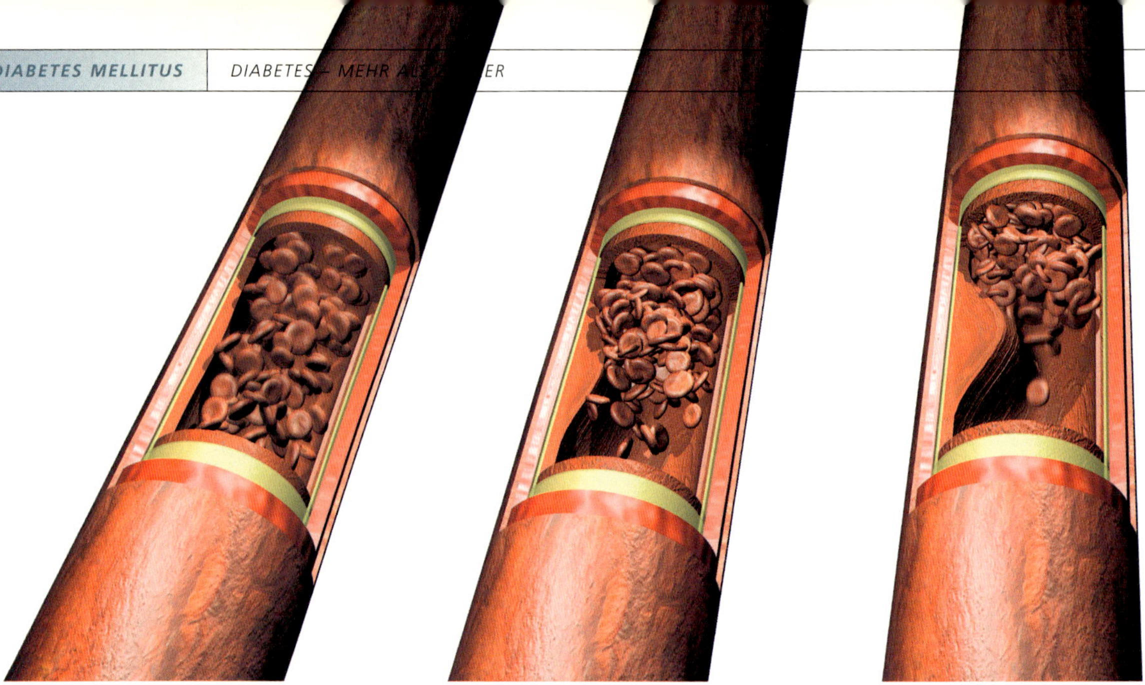

sich im Folgenden Blutplättchen anlagern, zu einem Blutpfropf (Thrombus) führen und im schlimmsten Fall das Gefäß ganz verschließen, so dass kein Blut mehr zu dem betreffenden Organ fließen und es mit Sauerstoff und Nährstoffen versorgen kann.

EINE KRANKHEIT – VIELE FOLGEN

Die Atherosklerose führt zu einem fortschreitenden Verschluss unserer Gefäße. Lange merken wir davon überhaupt nichts. Denn: Selbst wenn eine Arterie schon bis zu etwa 80 Prozent verschlossen ist, fließt noch genügend Blut hindurch, um das umliegende Gewebe mit Nährstoffen und Sauerstoff zu versorgen. Wächst die Arterie dann allerdings noch weiter zu, verspüren wir die ersten Krankheitszeichen. Die Folgeerscheinungen und Beschwerden beruhen auf einer verminderten Durchblutung der nachgeschalteten Organe oder Gliedmaßen. Eine verstopfte oder verschlossene Arterie in einem Bein kann beispielsweise zu der so genannten Schaufensterkrankheit führen. Die Beinmuskeln werden nicht mehr ausreichend mit Blut versorgt, vor allem bei Bewegung, also beim Sport oder auch schon beim Spazierengehen. Die Betroffenen müssen dann wegen Schmerzen im Bein alle paar Meter stehen bleiben. Bei einem Spaziergang in der Stadt hat es den Anschein, als würden sie sich die neueste Frühjahrsmode oder die besten Sonderangebote im Schaufenster ansehen.

Hat sich eine Atherosklerose in den Gefäßen unserer lebenswichtigen Organe Herz, Niere oder Gehirn ausgebildet, kann sich durch eine akute Auflagerung von Blutplättchen ein Gefäßverschluss bilden – mit lebensbedrohlichen Folgen bis hin zum Herzinfarkt oder einem Schlaganfall.

Schließlich kann sich von einem größeren, zerklüfteten Pfropfen (Thrombus) an der Gefäßinnenwand auch ein Teil lösen und in ganz andere Gebiete unseres Körpers geschwemmt werden, zum Beispiel ins Gehirn, wo es dann zu einem Schlaganfall kommen kann. Diese Erkrankungsform wird als Embolie

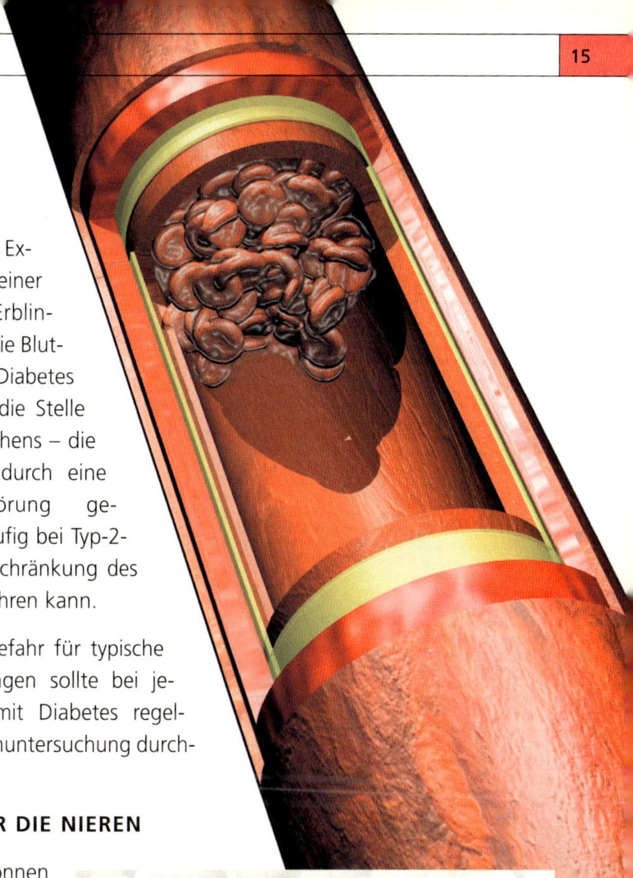

bezeichnet. Die abgesprengten Thromben bleiben oft in kleineren Gefäßen stecken und führen zu einer plötzlichen Mangeldurchblutung eines Organs oder einer Gliedmaße. Wenn davon ein Bein betroffen ist, verspürt der Betroffene augenblicklich einen heftigen Schmerz. Das Bein ist blass und kalt. Nur die sofortige Behandlung in einem Krankenhaus mit Wiedereröffnung der verschlossenen Arterien kann das Bein dann retten.

AUCH KLEINE GEFÄSSE BETROFFEN …

Bei Menschen mit Typ-2-Diabetes können auch Schäden an kleinen Gefäßen auftreten (diabetische Mikroangiopathie). Die Blutgefäße in unserem Auge (Netzhaut) zum Beispiel verlieren weitgehend ihre Elastizität, verengen sich, es entstehen kleinste Verstopfungen (Mikroinfarkte). Durch diese Minderdurchblutung ist der Nährstoff- und Sauerstoffaustausch in den Zellen beeinträchtigt. Neue Gefäße sprossen ein und es tritt eine erhöhte Durchlässigkeit der Gefäße mit Austritt von Blutflüssigkeit und Gefäßerweiterungen auf. Im Anfangsstadium können sich die Augenveränderungen noch gut zurückbilden – auch das Sehvermögen ist kaum beeinträchtigt. Später aber entwickeln sich Blutungen, Ablagerungen und eine mangelhafte Durchblutung der Netzhaut (diabetische Retinopathie).

In Extremfällen kann es durch Narbenbildung sogar zu einer regelrechten Schrumpfung oder auch Ablösung der Netzhaut kommen. Und auch der Glaskörper, der unserem Auge Stabilität verleiht, kann dadurch immer kleiner werden.

Wenn der Diabetes unzureichend behandelt wird, schreitet die Verschlechterung des Sehvermögens fort – im Extremfall bis zu einer vollkommenen Erblindung. Nicht nur die Blutgefäße sind bei Diabetes betroffen. Auch die Stelle des schärfsten Sehens – die Makula – wird durch eine Durchblutungsstörung geschädigt, was häufig bei Typ-2-Diabetes zur Einschränkung des Sehvermögens führen kann.

Wegen der Gefahr für typische Augenveränderungen sollte bei jedem Patienten mit Diabetes regelmäßig eine Augenuntersuchung durchgeführt werden.

GEFAHR FÜR DIE NIEREN

Die Nieren können bei Typ-2-Diabetikern durch mehrere Ursachen geschädigt werden. Zum einen kann es zu Durchblutungsstörungen der Nieren durch Veränderungen der Blutgefäße kommen, zum anderen schädigt ein unbehandelter hoher Blutdruck die feinen Nierenepithelkörperchen. Und auch ein langjährig erhöhter Blutzucker kann bei Typ-2-Diabetikern die Nieren in Mitleidenschaft ziehen. Die Nieren sind Filter für unseren Körper. Sie scheiden Giftstoffe und Abfallprodukte aus, die sich im Blut ansammeln. Bei Patienten mit Diabetes kann diese Filterfunktion gestört sein. Um überflüssige Substanzen aus dem

Die Herzinfarktrate ist bei Menschen mit Diabetes im Vergleich zu Menschen ohne Diabetes um ein Mehrfaches erhöht. Aber durch die Atherosklerose ist nicht nur das Herz betroffen. Sehr häufig werden auch die Gehirn-, die Bein- oder die Nierengefäße in Mitleidenschaft gezogen.

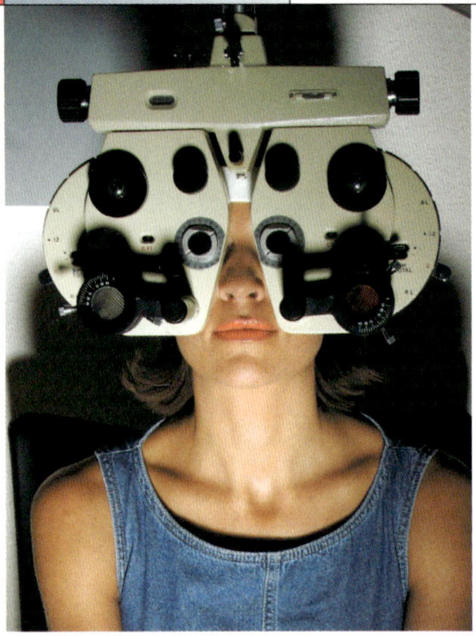

Blut herauszufiltern, haben die Blutgefäße in den Nieren nur eine sehr dünne äußere Schicht mit kleinen „Sieben". Diese haarfeinen Gefäße nennt man Kapillaren. Durch die Siebe in den Kapillarwänden können dem Blut die Abfallprodukte entzogen werden. Bei Patienten mit Diabetes können die Gefäßwände verdicken und die Siebe defekt sein, was die Klärfunktion erheblich beeinträchtigt. Erkennen kann das Ihr Arzt beispielsweise an veränderten Laborwerten im Blut und Urin. Sind die Epithelkörperchen (Filtereinheiten der Niere mit kleinen Knäueln aus Blutgefäßen) geschädigt, wird vermehrt Eiweiß mit dem Urin ausgeschieden, sind die feinen Gefäßknäuel aber verschlossen, wird darin kein Blut mehr filtriert. Die Anzahl der nicht mehr funktionierenden Filtereinheiten erkennt der Arzt am Anstieg eines Stoffes im Blut, der normalerweise mit dem Urin ausgeschieden wird – dem Kreatinin, einem Abbauprodukt des Muskelstoffwechsels. Manchmal wird der Arzt die Ausscheidung des Kreatinins im Urin in Bezug zu seiner Konzentration im Blut messen wollen, um ein ganz genaues Bild von der Nierenfunktion zu erhalten. In diesem Fall wird er Ihnen Blut abnehmen und Sie bitten, Ihren Urin über eine Zeitspanne von 24 Stunden vollständig zu sammeln und eine Probe davon in die Praxis mitzubringen. Vor allem wenn eine Netzhautschädigung vorliegt, wird der Arzt regelmäßig den Urin auf Eiweißausscheidungen untersuchen, um so rechtzeitig eine Nierenschädigung zu erkennen.

Die Veränderungen in den Nieren können so weit gehen, dass in seltenen Fällen die Nierenfunktion annähernd zum Erliegen kommt. In Extremfällen können dann Patienten mit Diabetes dialysepflichtig werden – d. h., das Blut wird künstlich von Ausscheidungsprodukten befreit. Möglicherweise wird auch eine Nierentransplantation in Betracht gezogen werden.

Die Hauptfaktoren für die Verhinderung des Fortschreitens der diabetischen Nierenerkrankung bei Typ-2-Diabetes sind eine konsequente Senkung des Blutdrucks auf Werte unter 140/90 mmHg, die Verbesserung der Blutzuckereinstellung und der Verzicht auf Zigaretten.

Eine gute Blutzuckereinstellung und die Behandlung eines erhöhten Blutdrucks wirken sich bei diabetischen Augenveränderungen oft positiv aus. In späteren Stadien ist oft noch eine Laserbehandlung wirkungsvoll: Hiermit können geschädigte oder undichte Blutgefäße verödet und eine Netzhautablösung verhindert werden.

SEHR EMPFINDLICH: DIE NERVEN

Auch die Nervenzellen sind von dem Zuckerüberschuss im Blut betroffen (diabetische Neuropathie). Bei einigen Patienten mit Diabetes treten bohrende oder stechende Schmerzen, Taubheitsgefühl, Kribbeln in den Beinen oder Störungen des Tastsinns und verschiedener Reflexe auf. Auch das Gefühl für Wärme und Kälte kann verloren gehen.

Von den Nervenstörungen können auch ganze Organsysteme (Herz-Kreislauf-System, Verdauungssystem) betroffen sein. So kann es bei Patienten mit

Durst bei Diabetes

Wenn der Blutzucker stark erhöht ist, wird der Zucker vermehrt mit dem Urin ausgeschieden. Der Zuckernachweis im Urin mit einfachen Teststreifen bringt daher einen wichtigen Hinweis auf das Vorliegen eines Diabetes. Der erhöhte Zucker im Harn hat aber auch noch eine andere Auswirkung: Zucker zieht immer auch Wasser mit sich. Wird also mehr Zucker durch die Nieren ausgeschieden, dann geht unserem Körper auch mehr Wasser verloren – er trocknet sozusagen aus. Der Patient mit Diabetes spürt das an einem stärkeren Durst und häufigerem Wasserlassen. Die dabei häufig zu beobachtende Gewichtsabnahme ist einerseits durch Wasserverlust bedingt, andererseits durch Fett- und Muskelabbau infolge Insulinmangels.

Diabetes zu folgenden Beeinträchtigungen kommen:

- einer Störung der Blutdruckregulation,
- Verdauungsproblemen (z. B. Völlegefühl, Durchfall),
- verminderter Schweißproduktion der Füße,
- Potenzproblemen,
- Schwierigkeiten beim Wasserlassen.

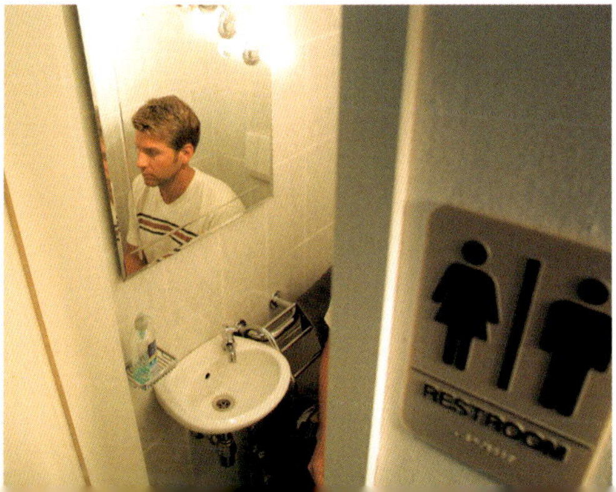

Liegen bei Ihnen Schmerzen aufgrund diabetesbedingter Nervenstörungen vor, dann können diese heute mit Medikamenten (z. B. Amitryptilin, Carbamazepin) günstig beeinflusst werden. Auf jeden Fall muss Ihre Blutzuckereinstellung überprüft werden.

WEITERE FOLGEN

Die schlechtere Versorgung mit Zucker betrifft auch unsere Abwehrzellen, die weißen Blutkörperchen. Schlecht eingestellte Patienten mit Diabetes haben öfter Infektionen durch Bakterien und Pilze, die uns sonst in der Regel nicht schaden. Häufiger treten beispielsweise Lungenentzündungen, Nierenentzündungen, Entzündungen der Harnwege oder der Haut auf.

Die in diesem Kapitel beschriebenen Folgekrankheiten des Diabetes sind zum großen Teil durch eine wirksame Behandlung vermeidbar. Hierzu gehören vor allem die sachgerechte Blutzuckersenkung und die Normalisierung erhöhter Blutdruckwerte. Zu einer effektiven Diabetestherapie gehört allerdings noch wesentlich mehr. Eine wichtige Grundlage ist nämlich auch eine Lebensführung mit gesunder Ernährung und viel Bewegung, die man am besten mit dem Arzt bespricht. Außerdem ist oft die Behandlung von verschiedenen Begleiterkrankungen erforderlich. Das A und O der Therapie sind regelmäßige Kontrollen verschiedener Blut- oder Urinwerte sowie weitere Untersuchungen zur Früherkennung von Spätfolgen. Die besten Ergebnisse erreichen Sie, wenn Sie mit Ihrem Arzt ein enges Behandlungsteam bilden. Alles Wissenswerte zu Diagnostik und Behandlung des Diabetes und den Folge- bzw. Begleiterkrankungen und zur Ernährung erfahren Sie in den folgenden Kapiteln.

Der diabetische Fuß

Der diabetische Fuß ist häufig durch die Schädigung der Nerven und Gefäße bedingt. Die Nervenschädigung führt u. a. zu einer Abnahme der Schweißsekretion, die die Haut unserer Füße glatt und geschmeidig hält. Es entstehen Risse und Schrunden, ein idealer Nährboden für Bakterien. Eine solche kleine Wunde würde wahrscheinlich schnell heilen, wenn man nicht darauf herumliefe. Aber durch die Nervenschädigung aufgrund der fehlenden Schmerzempfindung merkt der Betroffene das Übel nicht, läuft weiter auf der Wunde herum, vergrößert sie dadurch und massiert durch den Druck die Bakterien in die Tiefe. Sehr häufig führt das fehlende warnende Schmerzempfinden zu Schäden an den Füßen, wenn man, ohne es zu merken, nicht passende Schuhe trägt (zu kleine, aber auch zu große Nummer) oder einen Fremdkörper im Schuh nicht spürt.

Auch Durchblutungsstörungen können an den Füßen zu einer Schädigung des Gewebes führen. Abwehrzellen, Nährstoffe und Sauerstoff gelangen

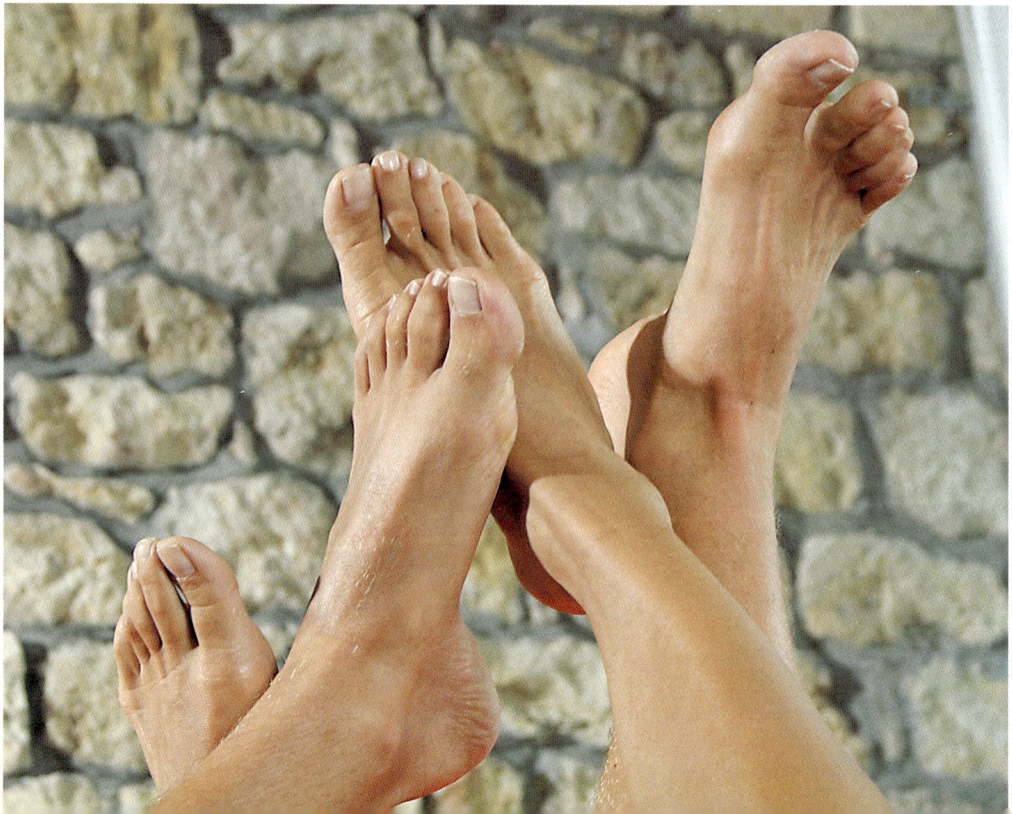

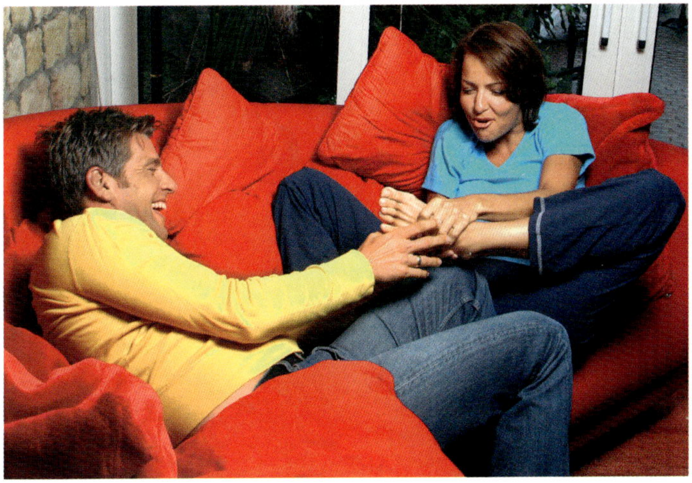

nicht mehr so leicht in das umliegende Gewebe. Betroffen sind vor allem die Zehen. Durch den Nährstoffmangel kommt es zu einem Absterben von Bindegewebs- und Hautzellen. So entstehen erste Wunden, die sich bei Patienten mit Diabetes leichter infizieren/entzünden. Wegen der mangelhaften Durchblutung können die Wunden an den Füßen nur schlecht verheilen. Durch die gleichzeitig bestehende Nervenstörung werden Schwielen, Wunden und Geschwüre an den Füßen oft nicht bemerkt. So vergrößern sich die Wunden immer weiter (diabetisches Ulkus). Es kann sogar passieren, dass einzelne Zehen oder seltener auch der ganze Fuß absterben und deshalb abgenommen werden müssen. Es ist daher äußerst wichtig, dass Sie oder Ihr Partner bzw. andere Familienangehörige regelmäßig Ihre Füße inspizieren und dass ggf. rechtzeitig eine Untersuchung beim Arzt oder eine Behandlung in spezialisierten Einrichtungen veranlasst wird.

Regelmäßige Kontrolluntersuchungen, die im Rahmen des strukturierten Behandlungs- und Schulungsprogramms gesetzlich vorgesehen sind, sollen dazu beitragen, das diabetische Fußsyndrom zu vermeiden, Probleme rechtzeitig zu erkennen und durch eine qualifizierte Behandlung Amputationen zu vermeiden. Eine Untersuchung der Füße sollte einmal im Jahr durch Ihren Arzt erfolgen, wenn nicht besondere Befunde häufigere Untersuchungen notwendig machen. Ggf. muss eine Überweisung in eine auf die Behandlung des diabetischen Fußes spezialisierte Einrichtung erfolgen (zum Beispiel Fußambulanz oder auf Diabetes spezialisiertes Krankenhaus). In diesen Einrichtungen kümmern sich Fachärzte um die Versorgung Ihrer Füße, behandeln die Wunde, verordnen Hilfsmittel und zeigen Ihnen, wie Sie selbst Ihre Füße pflegen sollten. Sogar Zehen und Füße mit infizierten Wunden können in solchen Kliniken meist vor einer Amputation bewahrt werden, wenn die Patienten rechtzeitig eingewiesen werden.

WAS UNTERSUCHT DER ARZT?

Bei der regelmäßigen Fußuntersuchung überprüft Ihr Arzt genau, ob Ihre Füße irgendwelche Druckstellen, Verletzungen, Verformungen, Pilzerkrankungen oder entzündlichen Veränderungen haben. Dann wird er untersuchen, ob Ihre Nerven noch empfindlich reagieren. Dafür setzt er eine spezielle Stimmgabel auf Ihren Fuß und Sie müssen ihm mitteilen, ob und wie stark Sie die Schwingungen spüren. Die Empfindlichkeit der Haut kann auch ganz einfach mit einem Nylonfaden getestet werden. Gute Hinweise auf eine Nervenstörung liefert auch das Abtasten der Hautoberfläche der Füße: Sind sie sehr trocken und warm, dann deutet das auf eine Nervenstörung hin.

Die Durchblutung prüft Ihr Arzt, indem er den Puls fühlt – meistens im Bereich der Knöchel. In Zweifelsfällen kann er sich den Puls auch mit einem Ultraschallgerät anhören.

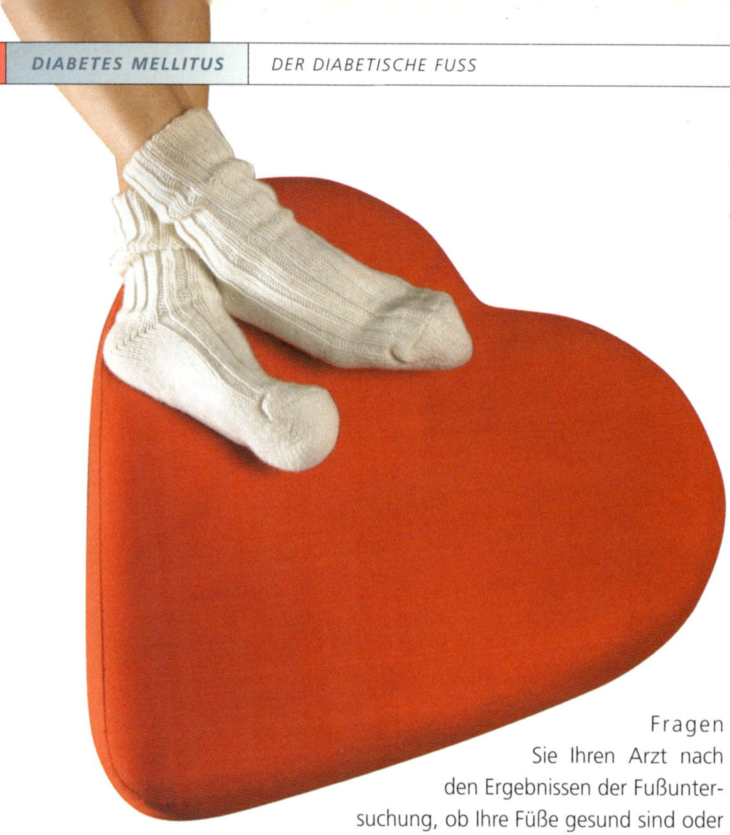

Fragen Sie Ihren Arzt nach den Ergebnissen der Fußuntersuchung, ob Ihre Füße gesund sind oder auf was Sie besonders achten müssen.

ZEIGT HER EURE FÜSSE

Ihre Füße brauchen bei der Zuckerkrankheit ganz besondere Aufmerksamkeit und Zuwendung. Die häufigste Ursache für entzündete Stellen an den Füßen von Diabetes-Patienten sind Nervenstörungen (diabetische Neuropathie). Durch diese Nervenstörungen ist die Haut der Füße sehr trocken und warm – zudem nimmt man Druck, Temperatur, Berührungen und Verletzungen wesentlich schlechter wahr. Erste Druckstellen, die durchaus schon schmerzhaft sind, werden nicht bemerkt. Aus diesen anfangs kleinen Druckstellen können sich nach und nach tiefe Wunden bilden, die sich später möglicherweise auch entzünden. Besonders anfällig für Druckstellen sind die Fußsohle und hier besonders die Zehenspitzen, die Ferse und der Ballen.

Hinzu kommt, dass viele Patienten mit Diabetes an Durchblutungsstörungen leiden, die die Entstehung von Wunden und Entzündungen begünstigen. Erste Durchblutungsstörungen erkennen Sie daran, dass sich Ihre Füße kalt anfühlen und die Haut blass bis bläulich aussieht.

Schauen Sie (oder Ihr Partner) sich Ihre Füße am besten täglich an und achten Sie besonders auf erste Druckstellen oder kleine Wunden. Ein kleiner Spiegel hilft dabei, die Füße auch wirklich ganz ansehen zu können. Achten Sie immer auf Folgendes:

- Sind die Füße geschwollen?
- Ist die Haut stellenweise rötlich verfärbt?
- Fühlt sich der Fuß sehr warm an?
- Bemerken Sie Blasen, Schwielen, Hühneraugen, Verletzungen, Risse oder entzündete Stellen?
- Haben Sie in den Zehenzwischenräumen weißliche Beläge oder sind die Zehenzwischenräume eingerissen?
- Ist ein Nagel eingewachsen?

Wenn Sie solche Symptome feststellen, dann suchen Sie am besten so bald wie möglich einen Arzt auf.

DEN FUSS TÄGLICH PFLEGEN

Ihre Füße brauchen zudem täglich ein gewisses Maß an Pflege. Wenn Sie keine Wunden oder entzündeten Stellen haben, dann waschen Sie Ihre Füße möglichst jeden Tag. Da Ihre Füße bei einer Nervenstörung die richtige Temperatur nicht fühlen können, nehmen Sie sich ein Badethermometer zur Hilfe. Die optimale Badetemperatur liegt bei 38 °C.

Fünf Minuten sind genug für das Fußbad – wenn es länger dauert, können leicht Krankheitserreger durch die aufgeweichte Fußhaut eindringen. Benutzen Sie eine milde Waschlotion und waschen Sie die Füße mit einem Waschlappen oder Ihren Händen. Danach sollten Sie die Füße sehr gut mit einem weichen Handtuch abtrocknen – vor allem auch die Zehenzwischenräume.

Die Fußnägel kürzen Sie am besten ein- bis zweimal die Woche mit einer Sandpapierfeile. Feilen Sie die Nägel möglichst gerade und runden Sie die Ecken ein wenig ab.

Entdecken Sie ein Hühnerauge, dann ist das eine Sache für den Podologen (speziell ausgebildeter Fußpfleger) – denn Hühneraugenpflaster, ätzende Tinkturen oder Salben sind tabu für Ihre Füße.

SCHUTZ FÜR DIE FÜSSE

Als Diabetes-Patient sollten Sie Ihre Füße behandeln wie zwei rohe Eier. Schützen Sie sie vor Verletzungen, Rissen, Stichen oder Druckstellen. Sie sollten daher möglichst nicht barfuß gehen. Außerdem ist bequemes Schuhwerk unbedingt erforderlich. Gehen Sie zum Schuhkauf am besten in ein Fachgeschäft. Probieren Sie die Schuhe möglichst am Nachmittag an, denn dann ist Ihr Fuß am größten. Auch wenn Sie es bislang nicht gemacht haben: Es empfiehlt sich, immer beide Schuhe anzuprobieren. Ihre Schuhe sollten folgende Eigenschaften haben:

- flache Absätze und eine dicke, feste Sohle,
- keine wulstigen Innennähte oder scharfen Innenkanten,
- rundherum ausreichend Platz für Ihren Fuß,
- herausnehmbares, gut gepolstertes Fußbett,
- breite, weiche Vorderkappen und festen Halt im Fersenbereich,
- weiches Oberleder.

Wenn Sie ganz sichergehen wollen, ob Ihre Schuhe tatsächlich für Sie geeignet sind, dann zeigen Sie sie vor dem ersten Tragen am besten Ihrem Arzt. Vor jedem Anziehen der Schuhe sollten Sie sichergehen, dass keine kleinen Steinchen oder anderen Gegenstände in Ihrem Schuh sind, die zu Druckstellen o. Ä. führen könnten.

Haben Sie bereits eine Wunde, dann sollten Sie den Fuß möglichst komplett entlasten, damit die Wunde gut verheilen kann. Es kann sogar sein, dass Ihr Arzt Ihnen dann lieber einen Rollstuhl oder Gehstützen verschreibt, bis die Wunde wieder verheilt ist.

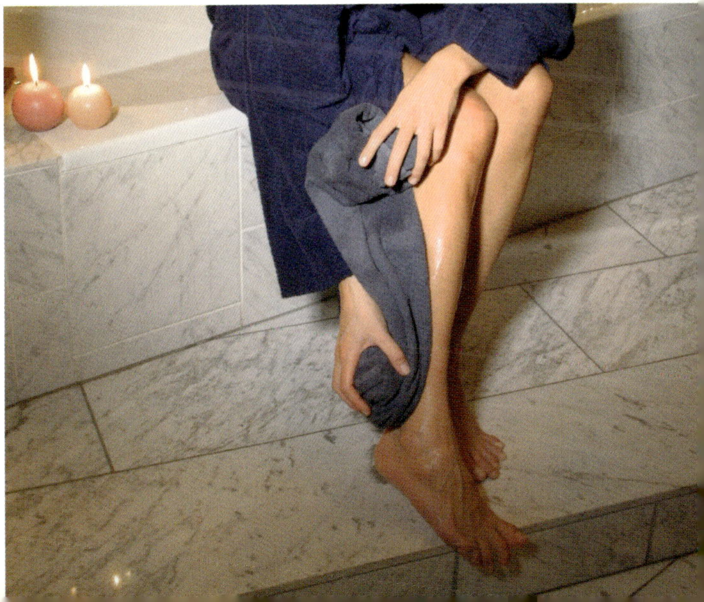

Risiko Bluthochdruck

Die wichtigsten Komplikationen und schwerwiegenden Folgeerkrankungen des Typ-2-Diabetes betreffen das Gefäßsystem (Atherosklerose). Oft sind neben der Zuckerkrankheit weitere Risiken vorhanden, die die Entstehung einer Atherosklerose begünstigen. Es handelt sich hierbei vor allem um Bluthochdruck und Rauchen. Um Ihr Risiko für Herz-Kreislauf-Krankheiten effektiv zu senken, ist es daher wichtig, dass Sie nicht rauchen und normale Blutdruckwerte haben.

BLUTHOCHDRUCK: NICHT ZU UNTERSCHÄTZEN – AUCH WENN MAN HOHE BLUTDRUCKWERTE NICHT SPÜRT!

Unser Herz pumpt ständig Blut durch unsere Gefäße. Bei jeder Pumpbewegung wird das Blut regelrecht in die großen Gefäße geschleudert. Dabei entsteht ein gewisser Druck, der notwendig ist, damit das Blut auch noch bis in das kleinste Blutgefäß gelangt. Ohne Blutdruck gibt es also keinen Bluttransport – die Versorgung der Organe mit Sauerstoff und Nährstoffen funktioniert nicht. Unterschieden wird dabei zwischen dem oberen (dem systolischen) Wert und dem unteren (dem diastolischen) Wert. Der systolische Wert ist der höchste Druck, der bei dem kräftigen Auswurf des Blutes aus dem Herzen entsteht, der diastolische Wert hingegen ist der niedrigste Druck, der in den Gefäßen während der Entspannungsphase des Herzens gemessen werden kann.

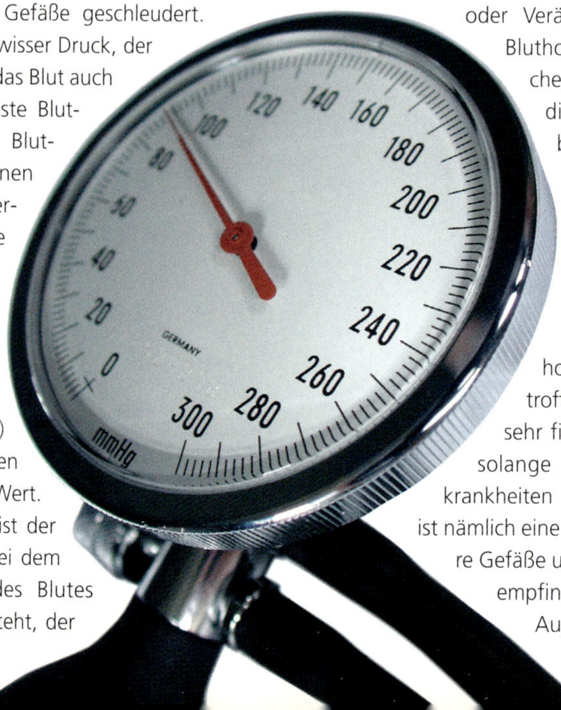

URSACHEN OFT UNBEKANNT

Der Bluthochdruck ist eines der häufigsten Gesundheitsprobleme in den Industrieländern, in fast allen Fällen ist die genaue Ursache seiner Entstehung unklar. Ganz normal ist es übrigens, dass unser systolischer Blutdruck mit zunehmendem Alter etwas steigt. Das liegt daran, dass unsere Blutgefäße immer mehr ihre Dehnbarkeit verlieren – den Druck des Herzens also nicht mehr so gut abpuffern können.

Selten gibt es auch Patienten, die als Folge von anderen Erkrankungen, wie etwa Nierenkrankheiten oder Veränderungen der Gefäße, Bluthochdruck haben. In solchen Fällen ist es erforderlich, diese Grundkrankheit zu behandeln – der Blutdruck kann sich dann unter Umständen normalisieren.

DIE FOLGEN ...

Das Schlimme an zu hohem Blutdruck: Die Betroffenen fühlen sich meist sehr fit und gesund. Zumindest solange sie noch keine Folgekrankheiten haben. Hoher Blutdruck ist nämlich eine Dauerbelastung für unsere Gefäße und für viele andere druckempfindliche Organe wie Herz, Augen und Nieren.

Wichtige Organe betroffen

Wenn die Nieren durch den Diabetes vorgeschädigt sind, so wirkt sich ein erhöhter Blutdruck sehr negativ aus. Die Nieren als Filterstation lassen zu viel Eiweiß in den Urin und können schließlich auch ihre Säuberungsfunktion für das Blut nicht mehr richtig wahrnehmen. Es kann im Extremfall eine regelmäßige Blutwäsche (Dialyse) erforderlich sein.

Der ständig zu hohe Druck – dem die Blutgefäße auch immer mehr Gegendruck entgegensetzen – schädigt auch das Herz als Pumpe. Erst verdicken sich die Herzwände, um den immer höheren Pumpleistungen gerecht zu werden – nach Jahren aber gibt unser Herz dann regelrecht auf. Die Herzkammern erweitern sich und werden zu schwach, um das Blut noch weiterhin mit einem so hohen Druck zu pumpen. Es entsteht eine Herzschwäche.

Sehr empfindlich für den hohen Druck sind auch die Gefäße in den Augen: Flüssigkeit tritt aus den Blutgefäßen aus und schädigt das sensible Gewebe.

Durch den hohen Blutdruck kommt es beispielsweise an den empfindlichen Gefäßwänden, vor allem an Gabelungen, zu Verwirbelungen, die oft ausreichen, um die Gefäßwände zu schädigen, und zur Entstehung einer Atherosklerose beitragen. Als weitere Folgen kann sich dann durch Auflagerung eines Thrombus ein Herzinfarkt oder ein Schlaganfall entwickeln.

WELCHER BLUTDRUCK IST NORMAL?

Ab 140/90 mmHg spricht man von erhöhten Blutdruckwerten. Werden erhöhte Blutdruckwerte an mehreren Tagen nachgewiesen, liegt ein Bluthochdruck (Hypertonie) vor. Als Ziel der Blutdruckbehandlung bei Typ-2-Diabetes gilt es, bei Messung in der Arztpraxis Werte unterhalb von 140/90 mmHg zu erreichen. Bei der Selbstmessung zu Hause müssen die Werte vor Medikamenteneinnahme unter 135/85 mmHg liegen.

Bei Menschen, die keinen Diabetes haben, muss ein Bluthochdruck nicht unbedingt sofort medikamentös behandelt werden. Um einzuschätzen, ob Medikamente nötig sind, wird bei Nichtdiabetikern nach den neuesten Empfehlungen nicht mehr nur der Blutdruckwert herangezogen, sondern das so genannte Gesamtrisiko. Hierbei ist entscheidend, ob bestimmte Folge- und Begleiterkrankungen (Herzschwäche, chronische Nierenerkrankung – siehe oben) oder Risikofaktoren (Fettstoffwechselstörungen, Rauchen, Alter bei Männern über 55, bei Frauen über 65 Jahren) vorhanden sind.

Bei einem Bluthochdruck ersten Grades (Werte von 140–159/90–99 mmHg) und Fehlen von Risikofaktoren wäre das Gesamtrisiko niedrig. Liegt aber, wie bei Ihnen, bereits als weiterer Faktor ein Typ-2-Diabetes vor, dann ist Ihr Risiko für eine Herz-Kreislauf-Erkrankung (Herzinfarkt/Schlaganfall) schon erhöht.

HOCHWIRKSAM: DIE BLUTDRUCKBEHANDLUNG

Bei Bluthochdruck besteht die Behandlung aus zwei wichtigen Bausteinen: der Basistherapie (z. B. Gewichtsreduktion, salzarme Diät, siehe Textkasten auf S. 24) und den Bluthochdruckmedikamenten. Bei diesen gibt es wiederum Präparate, die für Typ-2-Diabetiker besonders gut geeignet sind. Sehr gut wirksam sind Diuretika, Beta-Blocker und ACE-Hemmer. Welches für Sie die richtige Therapie ist, entscheidet Ihr behandelnder Arzt.

Allerdings kann es etwas knifflig sein, das richtige Medikament zu finden. Die Wirksamkeit und das Verträglichkeitsprofil der Medikamente bei Bluthochdruck können nämlich individuell verschieden sein. Meist wird die Therapie mit einem Medikament begonnen, dessen Dosis bei Nichtwirken erst mal immer weiter hochgesetzt wird. Wirkt das Medikament auch dann nicht, wird ein anderes ausgewählt oder ein weiteres hinzugegeben. Bei hartnäckigen Fällen kann es sogar vorkommen, dass eine Kombination aus vier Medikamenten eingesetzt werden muss.

In medizinischen Studien wurde zudem herausgefunden, dass Bluthochdruckpatienten, die an einem speziellen Schulungs- und Behandlungsprogramm teilgenommen hatten, ihren Blutdruck besser kontrollieren konnten und zu niedrigeren Werten kamen als Patienten, die keine Schulungen absolviert hatten. Fragen Sie also am besten Ihren Arzt nach solchen Programmen in Ihrer Nähe.

Schulungs- und Behandlungsprogramm für Patienten mit Bluthochdruck

Für Patienten, die neben Diabetes auch Bluthochdruck haben, wurden besondere Schulungsprogramme entwickelt. Die Schulungen werden in Kleingruppen durchgeführt. Vorgesehen sind 3 bis 4 Unterrichtseinheiten à 90 Minuten. Folgende Inhalte werden Ihnen in der Schulung detailliert dargestellt:

- ***Blutdruck-Selbstmessung,***
- ***nichtmedikamentöse Behandlungsmöglichkeiten (Sport, Ernährung, Gewichtsreduktion, Bedeutung von Genussmitteln),***
- ***medikamentöse Behandlung (Wie wirken die verschiedenen Medikamente, welche Nebenwirkungen können auftreten, Bedeutung der regelmäßigen Einnahme?),***
- ***spezielle Schwerpunkte, wie zum Beispiel Möglichkeiten der Gewichtsabnahme, Ernährung bei Nierenerkrankungen,***

Das senkt den Blutdruck

- ***Gewichtsreduktion: Erfahrungsgemäß senkt jedes Kilogramm Gewichtsverlust den Blutdruck um zirka 2 mmHg. Am besten ist dabei eine kalorienreduzierte „mediterrane Ernährung“: kochsalzarm, fettreduziert (wenig pflanzliche Fette), bevorzugt Gemüse, Salate, Fisch. Bitte beachten Sie unbedingt das Kapitel zur diabetesspezifischen Ernährung ab Seite 47.***
- ***Sparen Sie beim Salz: Reduzieren Sie die Kochsalzaufnahme auf 5 bis 6 g pro Tag. Wie das geht, erfahren Sie in speziellen Bluthochdruckkursen.***
- ***Nicht mehr als ein Gläschen Wein am Tag: Bleiben Sie unter 30 g Alkohol täglich (etwa 300 g Wein)! Alkohol hat sehr viele Kalorien und steigert den Blutdruck.***
- ***Sportliche Ausdauerbetätigung (regelmäßig): Wandern, Radfahren, Joggen, Schwimmen. Einen ausreichenden Trainingseffekt erreicht man mit 3 Mal pro Woche 45 Minuten körperlicher Betätigung (wie etwa ein flotter Spaziergang).***
- ***Verzicht aufs Rauchen***

SO MESSEN SIE IHREN BLUTDRUCK

Für eine gute Überwachung Ihres Blutdrucks ist es wichtig, dass Sie die Messung Ihres Blutdrucks richtig durchführen. Sie können dann auch in Rücksprache mit Ihrem Arzt Ihre Medikamente besser dosieren.

Außerdem sollte man, wenn der Verdacht auf Bluthochdruck besteht, immer über mindestens eine Woche zu Hause den Blutdruck selbst gemessen haben. Denn: Manche Patienten haben immer, wenn sie beim Arzt sind, einen höheren Blutdruck – zu Hause gemessen aber kann der Blutdruck ganz normal sein. In diesem Fall liegt eine so genannte „Weißkittel-Hypertonie“ vor und Sie haben keinen wirklichen Bluthochdruck – müssen also auch nicht behandelt werden.

SIE SOLLTEN BEI DER BLUTDRUCKMESSUNG ZU HAUSE FOLGENDES BERÜCKSICHTIGEN:

- Messen Sie den Blutdruck immer in Ruhe im Sitzen, legen Sie also die Blutdruckmanschette erst an, wenn Sie etwa 3 bis 5 Minuten gesessen haben. Der Arm soll bitte während der gesamten Messung ruhig liegen bleiben.
- Legen Sie den entkleideten Arm (Unterarm und etwa die Hälfte des Oberarms freilegen) auf eine feste Unterlage. Dabei sollte der Arm nicht durch hochgeschobene Kleidungsstücke eingeengt sein.
- Führen Sie jetzt die Blutdruckmanschette (diese haben in der Regel Standardgrößen, es gibt aber auch größere und breitere Manschetten, fragen Sie am besten im Fachhandel nach) um den Arm, führen Sie sie bis zum Oberarm, so dass sie etwa 2 bis 3 cm über dem Ellenbogen sitzt. Der aufblasbare Gummiteil der Manschette sollte den gesamten inneren Halbumfang des Oberarms bedecken. Schließen Sie die Manschette so weit, dass sich gerade noch ein Finger darunterschieben lässt.
- Platzieren Sie die eingebaute Membrane des Stethoskops so, dass sie auf der Armschlagader sitzt – etwa 3 cm oberhalb der Ellenbeuge am Innenarm. Die Oliven des Stethoskops werden in die Ohren gesteckt (von schräg hinten nach vorne).
- Pumpen Sie die Manschette zügig auf einen Wert auf, der etwa 30 mmHg über dem zu erwartenden oberen Blutdruckwert liegt. Lassen Sie jetzt die Luft ganz langsam (etwa 2 mmHg pro Sekunde) ab und hören nach auftretenden Geräuschen. Sie können die Geschwindigkeit des Luftablassens über vorsichtiges Drücken des Luftablassknopfes bzw. langsames Aufdrehen der Ventilschraube regulieren. Achtung: Vor dem Aufpumpen der Manschette die Ventilschraube vollständig zudrehen bzw. den Druckablassknopf ganz loslassen.
- Die Blutdruckmessung sollte so schnell wie möglich nach dem Aufpumpen der Manschette begonnen werden. Beim ersten von zwei aufeinander folgenden Klopftönen (Pulsschlag) lesen Sie den oberen (systolischen) Blutdruckwert ab, setzt der Klopfton aus, dann kann man den unteren Wert (diastolischer Wert) ablesen.
- Nach Verschwinden der Klopfgeräusche lassen Sie die Luft schnell aus der Manschette heraus,

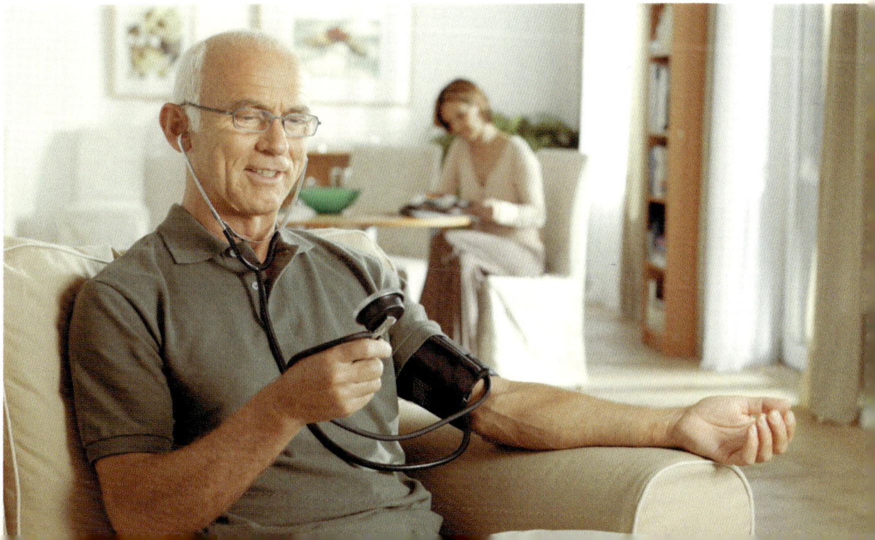

indem Sie fest auf den Luftablassknopf drücken bzw. die Ventilschraube ganz aufdrehen.

- Messen Sie Ihren Blutdruck immer zwei Mal, warten Sie bis zur zweiten Messung mindestens eine Minute.

In den ersten Wochen empfiehlt es sich, den Blutdruck noch an beiden Armen zu messen, danach genügt die Messung an einem Arm. Es sollte der Arm genommen werden, bei dem die Blutdruckwerte durchschnittlich um mindestens 10 mmHg höher waren als beim anderen Arm.

Lassen Sie sich vor dem Kauf eines Blutdruckmessgeräts gut in der Arztpraxis beraten. Es gibt verschiedene Modelle, und Sie sollten ausprobieren mit welchem Sie am besten klarkommen. Achten Sie darauf, dass die Manschette, die um Ihren Arm gelegt wird, auch wirklich breit genug ist. Neben der Standardgröße gibt es noch größere Größen – auch das fragen Sie am besten im Fachhandel nach. Wählen Sie lieber ein Gerät für den Oberarm aus – Geräte, die am Handgelenk messen, können ungenauer sein. Geräte, die den Blutdruck am Finger messen, sind völlig unbrauchbar.

WANN WIRD GEMESSEN?

Wenn Sie eine Blutdruckbehandlung begonnen haben, dann sollten Sie Ihren Blutdruck zwei Mal pro Tag, am besten vor der Einnahme der Tabletten, messen. Am Anfang empfiehlt es sich zudem, den Blutdruck noch häufiger zu messen, um einen Eindruck zu bekommen, wie Ihr Körper auf verschiedene Einflüsse wie Stress, Sport, zu wenig Schlaf etc. reagiert.

Hat sich Ihr Blutdruck unter der Behandlung normalisiert, dann reicht es üblicherweise, den Blutdruck an zwei Tagen in der Woche, zum Beispiel am Morgen und am Abend vor der Medikamenteneinnahme, zu messen. Sind Ihre Blutdruckwerte über einige Monate stabil, dann genügt auch die einmal wöchentliche Messung. Sie sollten den Blutdruck am besten immer zu einer bestimmten Uhrzeit und im Zusammenhang mit einer Ihrer Alltagsaktivitäten (also vor dem Essen, vor der Tabletteneinnahme) messen, nur so erhalten Sie gut vergleichbare Werte.

Tragen Sie die Blutdruckwerte jeweils nach dem Messen in Ihren Blutdruckpass ein, so haben Sie einen guten Überblick über Ihren Blutdruck und können Ihrem Arzt beim nächsten Besuch Ihre gut geführte Dokumentation vorlegen. Diese ist für ihn ein sehr gutes Mittel, den Verlauf Ihrer Blutdruckeinstellung zu beurteilen.

24-STUNDEN-ÜBERWACHUNG

Hat Ihr Blutdruck manchmal höhere Werte, kann Ihr Arzt es für sinnvoll halten, dass Sie den Blutdruck über 24 Stunden durchgehend messen. Hierfür gibt er Ihnen ein spezielles Blutdruckgerät mit, das Sie dann einen Tag und eine Nacht am Körper tragen. Die Blutdruckmanschette wird Ihnen um den Arm gelegt und befestigt. Nicht erschrecken – sie bläst sich selbsttätig in einem bestimmten Rhythmus (meist alle 15 oder alle 30 Minuten) auf. Das Gerät misst und speichert alle Daten, die dann bei Ihrem Arzt ausgewertet werden.

Besonders eignet sich diese Methode auch bei Patienten, die bei ihrem Arztbesuch immer erhöhte Blutdruckwerte haben – zu Hause aber nicht (so genannte „Weißkittel-Hypertonie").

Alles Wissenswerte zum Thema Blutdruck erfahren Sie übrigens in dem Patientenratgeber „Bluthochdruck – auch Ihr Problem? Anleitung zur richtigen Behandlung" von U. Didjurgeit, erschienen im Med. Komm. Verlag.

Cholesterin – ein wichtiger Zellbaustoff

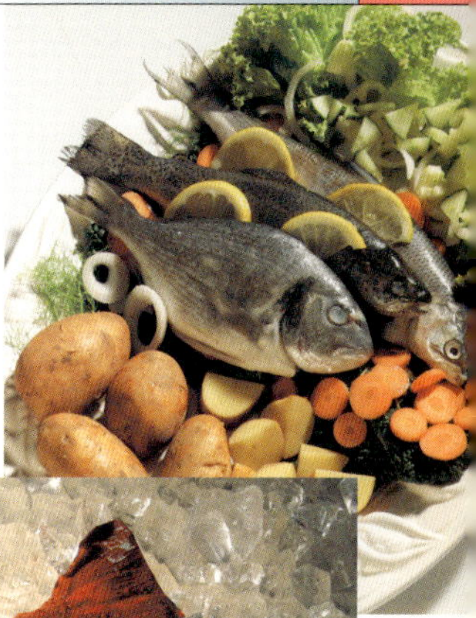

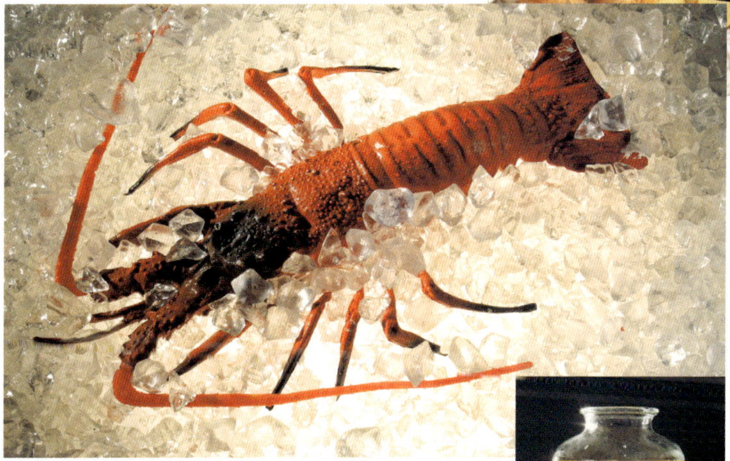

Menschliche Zellen brauchen für ihren Aufbau Cholesterin. Ein zu niedriger oder zu hoher Wert im Blut zeigt allerdings bestimmte Risiken auf. Die meisten Menschen mit Diabetes haben einen zu hohen Wert. Daran können Übergewicht, hohe Blutzuckerwerte oder die Veranlagung schuld sein. Häufig sinken die Cholesterinwerte wieder, wenn Sie eine bessere Blutzuckereinstellung erreicht, oder wenn Sie ein paar Kilogramm abgenommen haben. Ob Sie wegen zu hoher Cholesterinwerte Medikamente einnehmen sollten, kann Ihr Arzt mit Ihnen besprechen. Das wird immer dann der Fall sein, wenn Sie bereits einen Herzinfarkt erlitten haben oder wenn bei Ihnen eine Herzkranzgefäßkrankheit vorliegt.

DER LÖWENANTEIL STAMMT AUS EIGENPRODUKTION

Der Cholesterinspiegel im Blut wird zwar zu einem erheblichen Anteil, aber nicht nur über unsere Nahrung beeinflusst: Einen wesentlichen Teil trägt auch unsere Eigenproduktion bei. Die Leber produziert nämlich tagtäglich etwa 500 bis 1000 mg – ein Mehrfaches also von dem, was wir über Lebensmittel aufnehmen können.

Da Cholesterin eine fettige Substanz ist, kann es mangels Wasserlöslichkeit von der Leber nicht einfach so in unser Blut abgegeben werden – denn dieses besteht aus Wasser und Blutzellen. Erinnern Sie sich kurz zurück an Ihre Schulzeit: Gibt man zum Beispiel Öl und Wasser zusammen, entstehen immer zwei Schichten – das würde im Prinzip auch passieren, wenn fettige Stoffe einfach so ins Blut gelangen würden.

Deswegen hat sich der Körper ein ausgeklügeltes System „ausgedacht": Die Fette, wie auch das Cholesterin, werden in spezielle Transportverpackungen (Eiweiß-Moleküle) eingeschlossen. Diese Umhüllungen samt der Fette nennt man Lipoproteine.

Diese Transportpäckchen heißen zunächst VLDL („very low density lipoproteins"). Sie werden ins Blut entlassen und geben jetzt an alle Zellen, die Fette benötigen, ihre Fracht ab. Übrig bleibt ein wahrhaft cholesterinüberladenes Transportpäckchen: das LDL („low density lipoprotein").

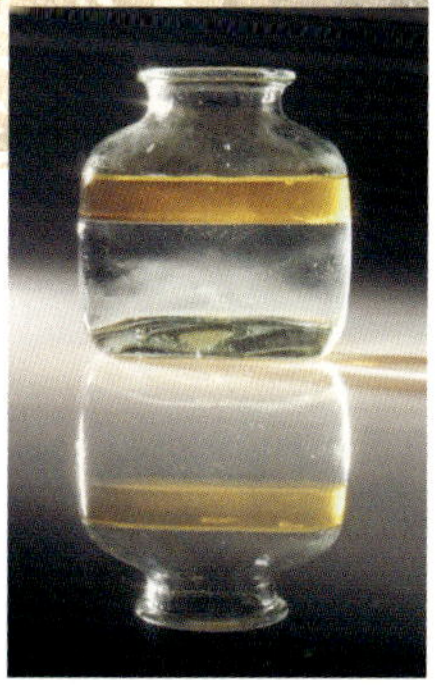

Öl- und Wasserschichten

GUTES (HDL-) UND SCHLECHTES (LDL-)CHOLESTERIN

Und genau dieses mit Cholesterin bepackte LDL ist es, das die schädigende Gefäßwirkung nach sich zieht und eine Hauptrolle bei der Entstehung arteriosklerotischer Erkrankungen spielt.

Allerdings gibt es auch Cholesterin, das tatsächlich Ihre Gefäße schützen kann. Es ist das so genannte HDL („high density lipoprotein"), das ebenfalls in der Leber gebildet wird. HDL sammelt Cholesterin von überall im Körper wieder ein und bringt es zurück zur Leber – auch aus dem Blut und selbst aus arteriosklerotischen Plaques.

Ob HDL oder LDL, hat natürlich auch eine erhebliche Bedeutung für die Bewertung Ihres Cholesterinwertes. Denn es wird angestrebt, dass der Wert Ihres schlechten Cholesterins (LDL) möglichst niedrig und der Ihres guten Cholesterins (HDL) möglichst hoch ist.

Rote Blutkörperchen und LDL (gelb) sowie HDL (blau) im Blut

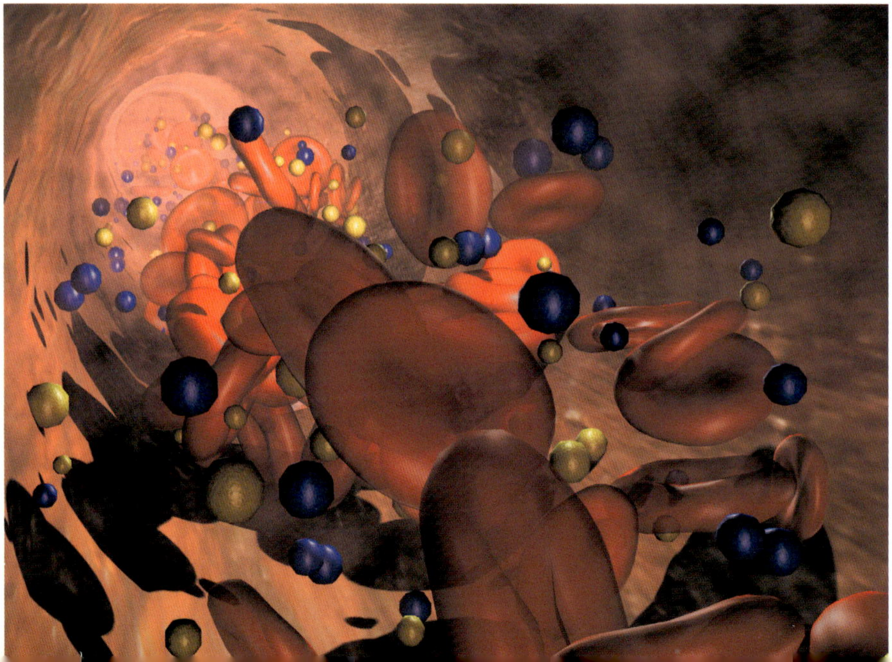

STATINE – BESONDERE CHOLESTERINSENKER

Es gibt viele Medikamente, die den Cholesterinspiegel senken können. Nur für wenige ist allerdings belegt, dass sie dabei mehr Nutzen als Schaden anrichten. Eine solche Medikamentengruppe, die ihren Nutzen bewiesen hat, sind die Statine. Patienten mit einem hohen Risiko für einen Herzinfarkt und Patienten, die bereits einen Herzinfarkt hatten, profitieren von der Einnahme von Statinen. Statine, die so genannten Cholesterin-Synthese-Hemmer, gehören zu den fettsenkenden Medikamenten. Sie blockieren die Bildung von Cholesterin in der Leber. In mehreren veröffentlichten Studien konnte die Wirksamkeit für die beiden Medikamente Simvastatin und Pravastatin eindeutig belegt werden. Möglicherweise entfalten sie ihre positive Wirkung nicht nur über die Senkung des Cholesterins, sondern auch über einen direkten gefäßschützenden Effekt. Bei einer bestehenden Erkrankung der Herzkranzgefäße sollte eine Behandlung mit einem Statin erfolgen. Das wichtigste Ziel ist die Erkennung und Behandlung von Hochrisikopatienten.

Noch mehr Risiken ...

Sollten Sie Übergewicht haben (siehe Textkasten unten), dann tun Sie Ihrer Gesundheit sehr viel Gutes, wenn Sie die überflüssigen Pfunde verlieren. Das ist sicherlich nicht von heute auf morgen zu schaffen. Setzen Sie sich daher lieber kleine Ziele. Auf keinen Fall sollten Sie eine der oft so angepriesenen Blitzdiäten à la „Bikinifigur in 10 Tagen" machen. Die bringen nämlich nur einen kurzfristigen Erfolg. Hinterher kommt es oft zum so genannten Jo-Jo-Effekt – Sie haben dann mehr drauf als vor der Diät.

Bei der Entstehung der Atherosklerose spielen noch weitere Faktoren eine Rolle – darunter einige, die man sehr gut selbst beeinflussen kann. Ganz vornean steht hier das Rauchen.

DEN GLIMMSTÄNGEL VERBANNEN

Dass Zigarettenrauchen nicht gut für die Gesundheit ist, das weiß sicherlich jeder. Und gerade bei der Atherosklerose können die Inhaltsstoffe des Zigarettenrauchs zu einer Gefäßschädigung führen, die den Anfang für die Veränderungen bei dieser Erkrankung darstellt.

Wenn es geht, legen Sie also besser die Zigaretten für immer beiseite. Wenn Sie es nicht ohne Hilfe schaffen, dann gibt es mittlerweile verschiedene Methoden der „Raucherentwöhnung", zum Beispiel nikotinhaltige

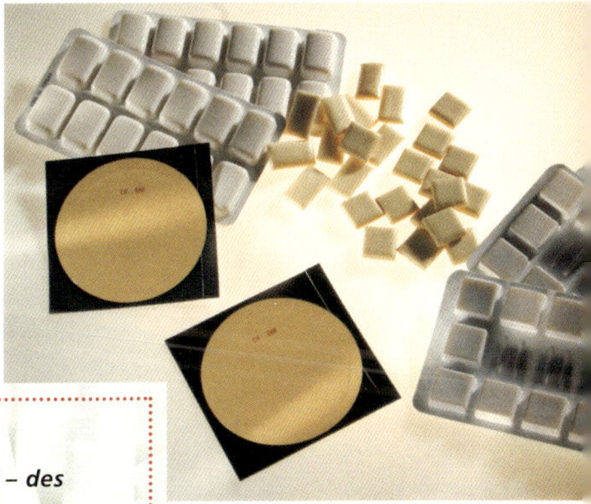

Alles im grünen Bereich?

Ob Sie Normalgewicht haben, lässt sich ganz einfach über die Berechnung des so genannten BMI – des Body-Mass-Index – feststellen.

$$BMI = \frac{\text{Körpergewicht (kg)}}{\text{Körpergröße x Körpergröße (m)}}$$

Wiegen Sie zum Beispiel als Frau 85 kg und sind 170 cm groß, dann ist Ihr BMI 29,4 kg/m² (85 kg geteilt durch 1,7 m mal 1,7 m) – also zu hoch! Idealerweise liegt der BMI um 25. Werte über 30 legen die medizinische Notwendigkeit einer Gewichtsabnahme dringend nahe.

Weiterhin scheint es so zu sein, dass auch die Fettverteilung eine Rolle spielt. Wenn das Fett vermehrt im Bereich des Bauches liegt, dann ist das Herz-Kreislauf-Risiko höher, als wenn das Fett eher im Bereich der Oberschenkel zu finden ist. Aus diesem Grund wird auch oft der Bauchumfang für die Feststellung des individuellen Risikos herangezogen. Dieser wird in Höhe des Bauchnabels gemessen und ins Verhältnis zum Hüftumfang gesetzt. Je höher das Verhältnis zugunsten des Hüftumfangs verschoben ist, umso geringer das Risiko. Allerdings ist es ja nahezu unmöglich, gezielt an bestimmten Körperstellen abzunehmen.

Das Ziel heißt also allgemein: Gewichtsreduktion um etwa 5 % pro Jahr bei einem BMI größer 25. Empfohlen wird eine langfristige Ernährungsumstellung mit einer Reduktion der aufgenommenen Nahrungsfette. Am besten, Sie kombinieren Ihr Gesundheitsprogramm dann noch mit Bewegung. Geeignet sind meist Ausdauerbelastungen wie Gehen, Radfahren, Schwimmen oder Walken. Für einen positiven Effekt bezüglich der überflüssigen Pfunde sollten Sie das Bewegungstraining etwa dreimal pro Woche eine Stunde durchführen.

Pflaster oder Kaugummis. Sie sind allerdings keine Leistung der gesetzlichen Krankenversicherung. Und wenn es schwer fällt, dann denken Sie daran: Die Verbannung des Glimmstängels trägt wesentlich zu gesunden Gefäßen bei und spart Geld.

SPORT TUT GUT

Nicht nur bei Übergewicht ist sportliche Betätigung zu empfehlen. Bei körperlich Aktiven wurde nämlich festgestellt, dass sie wesentlich seltener an Herz-Kreislauf-Erkrankungen leiden als die Bewegungsmuffel. Neben einem günstigen Effekt auf das Körpergewicht und auf Ihren Diabetes kommt es zu einer positiven Beeinflussung des Bluthochdrucks und des Fettstoffwechsels – alles Hauptrisikofaktoren für die Atherosklerose.

Aber es gilt auch hier: Bewegen Sie sich möglichst drei- bis viermal pro Woche mindestens eine halbe bis eine Stunde (oder auch seltener, dafür aber länger). Wichtig dabei ist, dass Ihnen der Sport Spaß macht und Sie sich nicht überanstrengen. Bei Überanstrengung verbrennt der Körper nämlich kein Fett! Falls Sie keine Pulsuhr benutzen wollen oder können: Wenn Sie beim Sport ohne zu schnaufen ganze Sätze sprechen können, ist die Belastung in Ordnung. Und: Regelmäßigkeit ist äußerst wichtig.

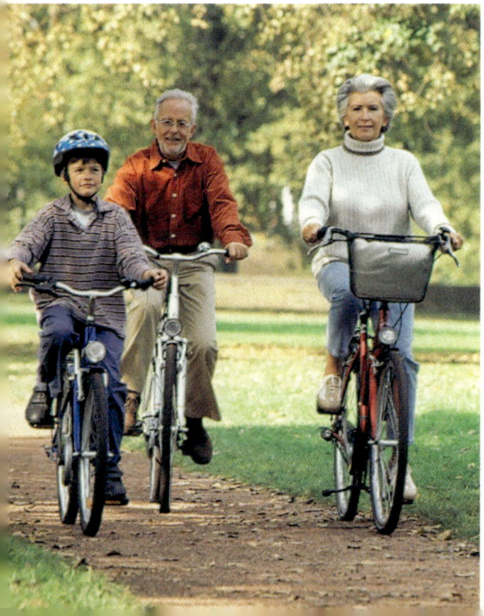

VIELE FLIEGEN MIT WENIGEN KLAPPEN

Immer wieder haben Sie bisher gelesen, dass die richtige Ernährung, etwas Sport, die Reduktion von Übergewicht und die Verbannung der Zigaretten bei sehr vielen Erkrankungen einen positiven Effekt haben. Diese Maßnahmen sind bei Herz-Kreislauf-Erkrankungen und bei Diabetes gleichermaßen als Basisbehandlung zu verstehen. Oft kann man damit erstaunliche Erfolge erzielen. Sie werden sehen, auch wenn Sie jetzt meinen, dass diese gesunde Lebensführung Ihnen den ganzen Spaß vermiest – es geht ganz schnell und schon haben Sie sich an den neuen Lebensstil gewöhnt. Viel seltener greifen Sie zu den kleinen Verführern in Form von Chips, Schokolade oder Würstchen. Auch Sport wird Ihnen, wenn Sie einmal damit angefangen haben, merklich gut tun. Nach einigen Wochen wird er Ihnen sogar fehlen, wenn Sie mal keine Zeit dafür haben.

Und ein paar Pfunde weniger ist gut für Ihren Kreislauf, Ihren Zuckerstoffwechsel, Ihre Gelenke – und natürlich Ihr Aussehen.

Insgesamt Gründe genug, an sich zu arbeiten und die Energie aufzubringen, jeden Tag etwas mehr für sich zu tun. Ihre Gesundheit wird es Ihnen danken.

Auslöser ausschalten

Faktoren, die den Diabetes auslösen können, sind: Übergewicht und Bewegungsmangel. Eine gesunde Ernährung und Lebensweise mit viel körperlicher Betätigung möglichst an der frischen Luft ist vor allem für Kinder wichtig. Denn: Übergewicht wird bei Kindern und Jugendlichen immer häufiger. Experten sehen darin die Hauptursache für die stetig wachsende Anzahl an Typ-2-Diabetikern. Passen Sie daher bereits bei Ihrem Nachwuchs ein wenig auf das Gewicht auf. Sind die Kinder schon älter – also eher im jugendlichen Alter –, dann helfen wahrscheinlich auch aufklärende Gespräche über die möglichen Folgen von Übergewicht, falscher Ernährung und zu wenig Sport. Es kann nützlich sein, den Hausarzt entsprechend einzubeziehen.

Diabetes – die Diagnose

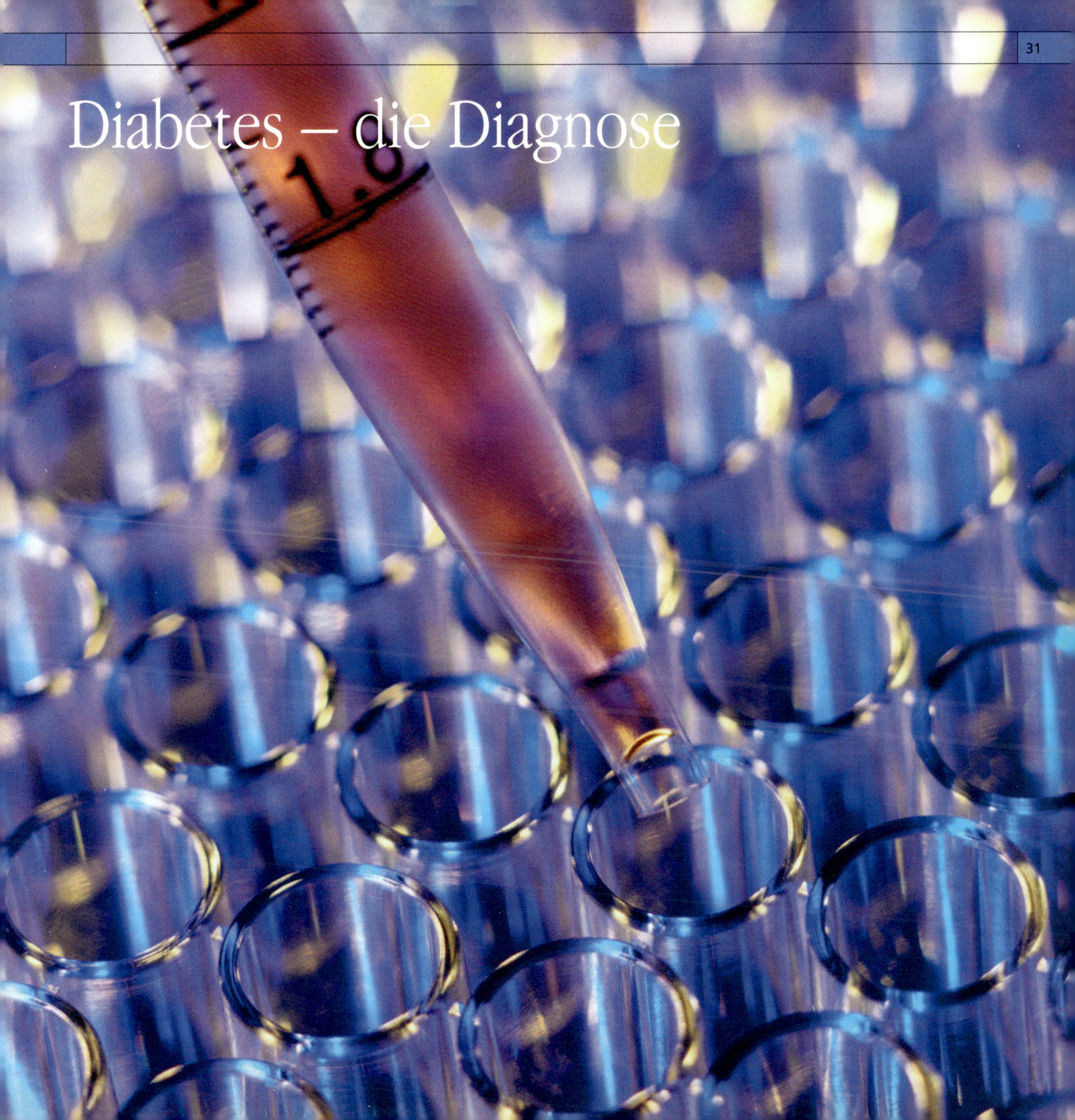

Symptome früh erkennen

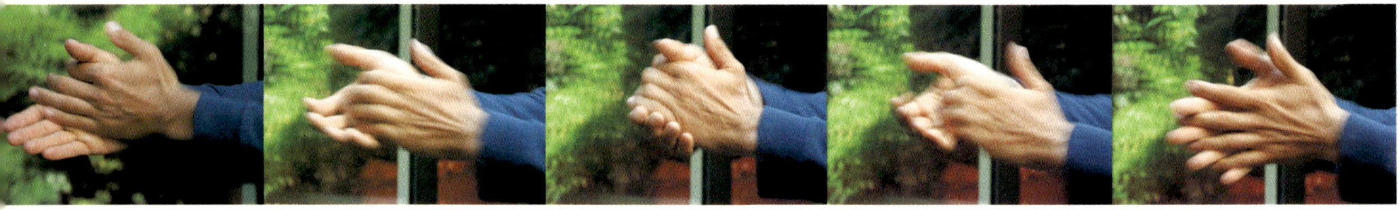

Anlass für die Erstdiagnose eines Diabetes mellitus Typ 2 ist nur selten, dass sich ein Patient mit den charakteristischen Symptomen in der Praxis vorstellt. Für das Aufspüren von Patienten mit Diabetes spielen daher die Gelegenheitsbestimmung des Blutzuckers und das Denken an einen möglichen Diabetes eine wesentliche Rolle.

OFT EINDEUTIG, WENN AUCH SELTEN: DIE SYMPTOME

Dem Diabetes liegt ein gestörter Zuckerstoffwechsel zugrunde. Die akuten klinischen Zeichen dieser Krankheit lassen sich daher alle auf einen zu hohen Blutzuckerspiegel oder ein Defizit des Energielieferanten Zucker für die Zellen zurückführen (siehe Textkasten unten). Anhand der Symptome kann Ihr Arzt bereits mit hoher Wahrscheinlichkeit einen Diabetes diagnostizieren. Zu den Akutsymptomen gesellen sich oft aber auch Krankheitszeichen, die durch bereits bestehende Folgekrankheiten des Diabetes hervorgerufen werden. Gerade bei Typ-2-Diabetikern, die eine bis dahin unerkannte Insulinresistenz haben, können die Gefäßerkrankungen im Vordergrund stehen. Es kommt nicht gleich zum Herzinfarkt oder Schlaganfall, sondern vielmehr zuerst zu Durchblutungsstörungen in den Beinen oder den Herzkranzgefäßen.

Die Krankheitszeichen

Akute Symptome

- ***vermehrter Durst, vermehrte Urinausscheidung***
- ***Gewichtsabnahme***
- ***oft extreme Müdigkeit, Leistungsschwäche, Abgeschlagenheit, Konzentrationsprobleme***
- ***mehr Infektionen, etwa durch Pilze, aber auch Harnwegs- und Blaseninfektionen, Hautinfektionen***
- ***Juckreiz***

Symptome durch diabetische Folgeerkrankungen

- ***Nervenstörungen (Kribbeln, Störungen des Tastsinns und der Reflexe etc.)***
- ***Wunden oder Infektionen der Füße***
- ***Durchblutungsstörungen***

Blutzucker und mehr

DER BLUTZUCKERSPIEGEL ENTSCHEIDET

Ihre Krankheitszeichen geben dem Arzt bereits die ersten Hinweise auf einen Diabetes mellitus. Ganz klar ist die Diagnose, wenn der Blutzuckerspiegel gemessen wurde und dieser deutlich erhöht ist.

Nach der Nahrungsaufnahme steigt der Blutzucker steil an, da der Energieträger Zucker aus dem Darm aufgenommen und ins Blut abgegeben wird. Man unterscheidet den Nüchtern-Blutzucker (morgens gemessen, Nahrungsaufnahme liegt mindestens 8 Stunden zurück) und den Gelegenheitsblutzucker, der zu einem beliebigen Zeitpunkt des Tages gemessen werden kann. Letzterer ist natürlich höher als der Nüchtern-Blutzucker.

Eine spezielle Untersuchung ist der so genannte Glukose-Belastungs-Test (auch oraler Glukose-Toleranz-Test – oGTT – genannt). Als Testmahlzeit bekommen Sie eine Flüssigkeit zu trinken, die sehr viel Zucker enthält (insgesamt 75 g). Ihr Arzt misst den Blutzucker vor dem Trinken der Flüssigkeit und zwei Stunden danach. Sind die Blutzuckerwerte zwei Stunden nach der Zucker-Aufnahme noch stark erhöht, dann liegt bei Ihnen ein gestörter Blutzucker-Stoffwechsel vor.

Folgende Werte sichern die Diagnose eines Diabetes:

1 Typische Diabetes-Symptome (übermäßiger Durst, häufiges Wasserlassen, Gewichtsabnahme ohne anderen Grund) und zusätzlich

- ein aktueller Blutzuckerspiegel im Plasma von über 200 mg/dl (entspricht 11,1 mmol/l) oder
- ein Nüchtern-Blutzuckerspiegel im Plasma von über 126 mg/dl (entspricht 7,0 mmol/l)

2 Liegen keine typischen Symptome vor, dann wird die Diagnose durch mehrfach erhöhte Blutzuckerwerte gestellt:

- Nachweis eines Gelegenheitsblutzuckers im Plasma von über 200 mg/dl (entspricht 11,1 mmol/l) oder
- eines Nüchtern-Blutzuckerspiegels im Plasma von über 126 mg/dl (entspricht 7,0 mmol/l) oder
- eines Blutzuckerspiegels im Plasma von über 200 mg/dl (entspricht 11,1 mmol/l) zwei Stunden nach einer oralen Glukosebelastung (= Glukose-Toleranz-Test; Trinken einer Flüssigkeit, die mit 75 Gramm Zucker angereichert ist).

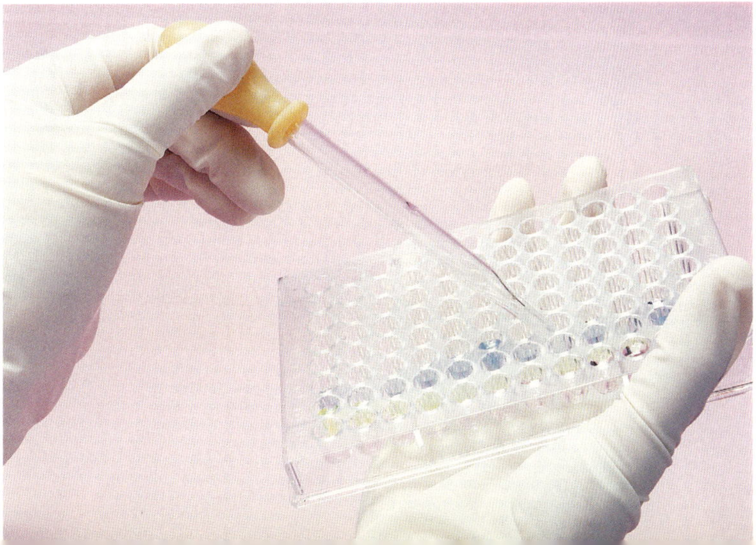

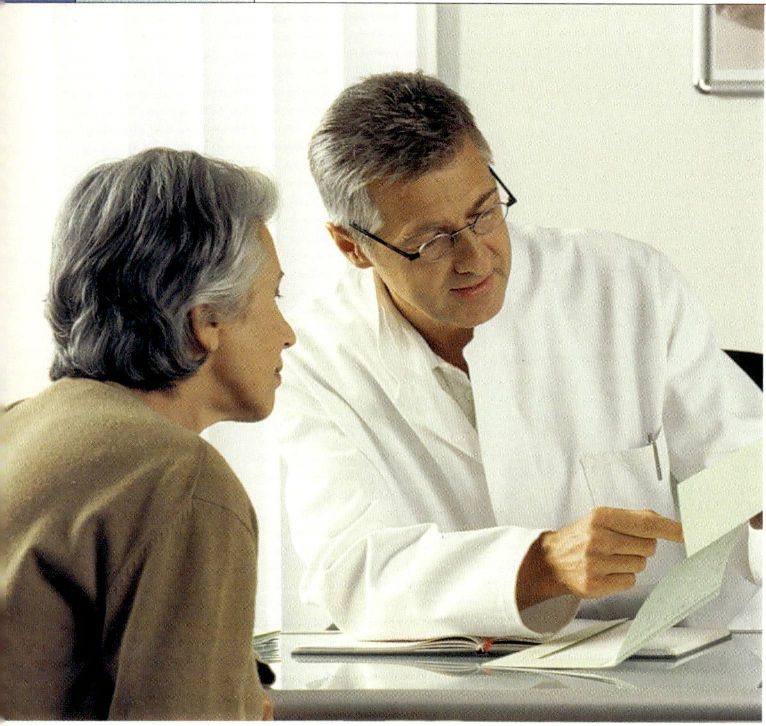

Die Messungen werden an zwei verschiedenen Tagen wiederholt. Sind die Werte an einem Tag erhöht, am anderen Tag aber normal, wird zur Sicherung der Diagnose ein Glukose-Toleranz-Test durchgeführt. Die sichere Diagnosestellung ist eine Voraussetzung für das Einschreiben in die Disease-Management-Programme. Wichtig ist, dass die Messungen nicht während einer akuten Erkrankung (z. B. Infektion) oder während der Einnahme das Ergebnis verfälschender Medikamente (z. B. Glukokortikoide) durchgeführt werden dürfen, es sei denn, dass die Einnahme dieser Medikamente wegen einer chronischen Erkrankung langfristig erforderlich ist.

Zur Vervollständigung der Diagnose wird nach Begleit- und Folgeerkrankungen gesucht. Dazu gehören Ganzkörperuntersuchungen und weitere Laboruntersuchungen. Ebenso sind Größe und Gewicht zu messen, um daraus den Body-Mass-Index (BMI) zu errechnen. Für die Diagnosestellung sind Blutzuckerteststreifen nicht geeignet.

NOCH MEHR LABORWERTE

Neben dem Blutzucker gibt es noch weitere Laborwerte, die vor allem bei Folgeuntersuchungen gemessen werden. Zur Feststellung, ob Ihre Diabetes-Therapie richtig ist, dient der so genannte HbA_{1c}-Wert. Hb bedeutet Hämoglobin – das ist der rote Blutfarbstoff. Dieser verbindet sich, wenn zu viel Zucker im Blut ist, mit Letzterem zu glykiertem Hämoglobin – auch HbA_{1c} genannt (siehe Kapitel „Diabetes – die Behandlung"). Je höher der Blutzucker über längere Zeit ist, desto mehr HbA_{1c} bildet sich.

Einen Eindruck vom Blutzuckerspiegel kann Ihr Arzt auch mit der Messung des Harnzuckers erhalten. Die Niere scheidet normalerweise kaum Zucker mit dem Urin aus. Steigt der Blutzuckerspiegel aber über die Schwelle von zirka 180 mg/dl (entspricht etwa 10 mmol/l), dann gelangt der Zucker auch in den Urin. Das kann man sehr leicht mit Urinteststreifen nachweisen.

Weitere Werte, die im Rahmen der Diabetesbehandlung überprüft werden können, sind die Blutfette. Denn: Patienten mit Diabetes haben häufig eine Störung des Fettstoffwechsels mit erhöhten Cholesterinwerten.

Vor allem Patienten mit einer diabetischen Augenerkrankung (Retinopathie) sollten ihren Urin regelmäßig auf das Vorhandensein von Eiweißstoffen testen lassen, da bei ihnen das Risiko für eine Nierenerkrankung erhöht ist.

Diabetes – die Behandlung

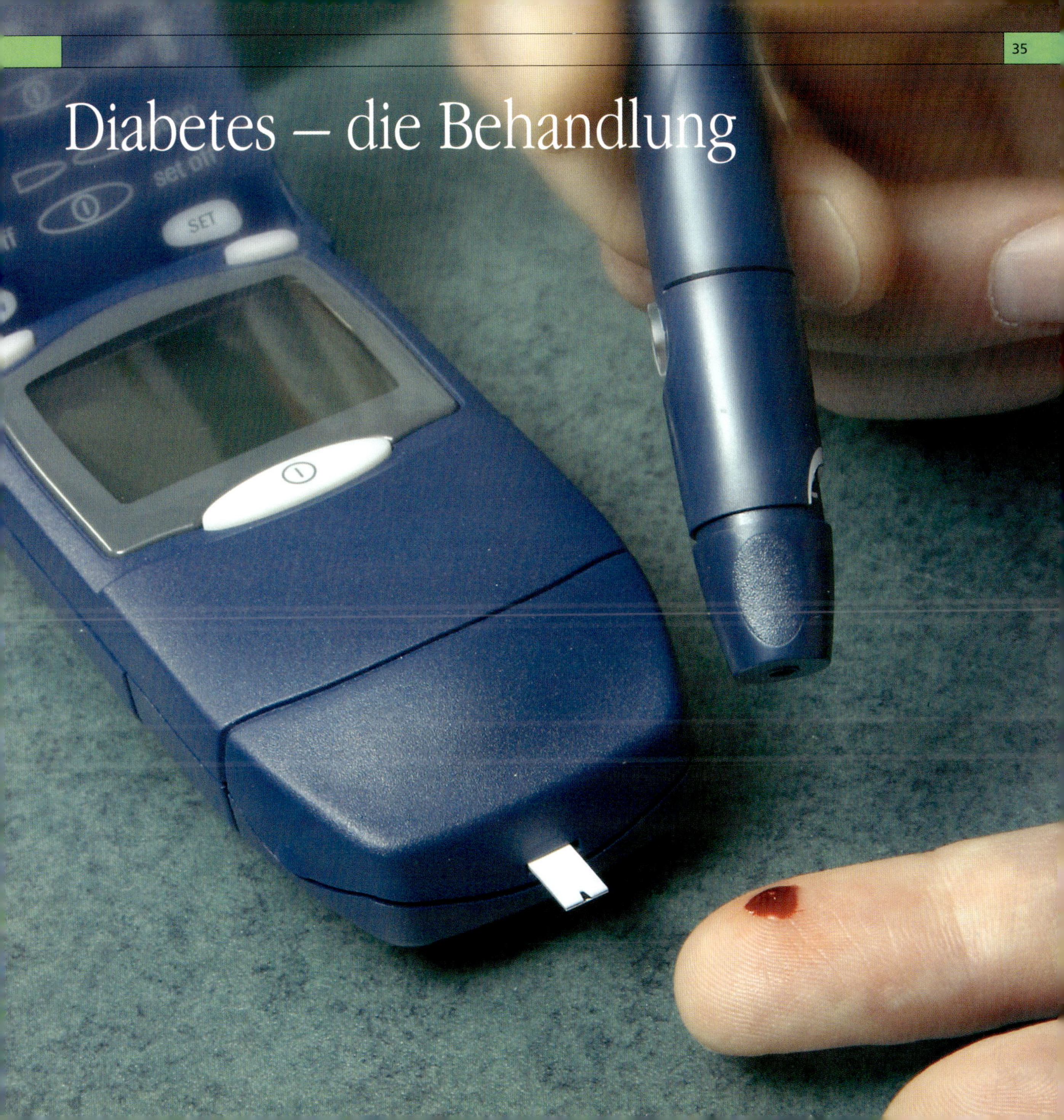

Die Behandlung: mehr als Medikamente

Keine Sorge – Angst vor der Diagnose „Diabetes" muss heute keiner mehr haben. Es stehen mittlerweile verschiedenste Behandlungsformen zur Verfügung, die eine hohe Lebensqualität für Patienten mit Diabetes ermöglichen. Eine Heilung des Diabetes ist allerdings nicht möglich.

Nachdem ein Diabetes bei Ihnen festgestellt wurde, besprechen Sie gemeinsam mit Ihrem Arzt, welche Behandlung für Sie geeignet ist. Ziel der Therapie ist eine optimale Blutdruck- und Blutzuckereinstellung. Denn: Ist die Blutdruck- und Stoffwechseleinstellung nicht optimal, kann es zu Komplikationen oder Begleiterkrankungen kommen. Wichtig ist, dass Sie alle Bestandteile der Therapie konsequent umsetzen.

Die Behandlungsziele

1. ***Verbesserung der krankheitsbezogenen Lebensqualität***
2. ***Vermeidung von Symptomen der Erkrankung***
3. ***Vermeidung von Nebenwirkungen der Therapie und schwerer Stoffwechselentgleisungen***
4. ***Verminderung des hohen Risikos von Herz-Kreislauf-Erkrankungen wie Herzinfarkt und Schlaganfall***
5. ***Verhinderung von Folgekrankheiten wie Augen- und Nierenschädigungen***
6. ***Vermeidung des diabetischen Fußsyndroms***

DIE VERSCHIEDENEN BAUSTEINE

Ein Bestandteil der Diabetiker-Behandlung ist die so genannte Basistherapie. Sie beinhaltet vor allem eine Umstellung der Ernährungsgewohnheiten. Insgesamt wird eine kalorisch ausgewogene, fettarme, kohlenhydrat- und ballaststoffreiche Ernährung empfohlen (siehe Kapitel „Ernährung bei Diabetes"). Weiterhin sollten sich Patienten mit Diabetes dreimal pro Woche mindestens 30 bis 60 Minuten lang körperlich betätigen. Wandern, Schwimmen, Radfahren oder auch Ausdauersport eignen sich hervorragend, um Ihre Fitness zu verbessern. Die passende Sportart sollte vor Trainingsbeginn immer mit dem Arzt abgesprochen werden, denn nicht jede Sportart ist für Sie geeignet. Außerdem wird dringend geraten, das Rauchen aufzugeben.

Diese Lebens- und Ernährungsumstellungen können in speziellen Schulungs- und Behandlungsprogrammen erlernt werden. Beim Lernen in der Gruppe können Sie sich über Ihre Krankheit austauschen und haben meist mehr Spaß als alleine.

Übrigens: Bei einigen Betroffenen ist bereits die „Basisbehandlung" so wirkungsvoll, dass sich der Typ-2-Diabetes und die gesamten daraus resultierenden Veränderungen zurückbilden. Ist nach etwa 3 Monaten kein ausreichender Effekt auf den Blutzucker vorhanden, dann werden zusätzlich Medikamente eingesetzt. Es kann aber auch sein, dass Ihr Diabetes zu so starken Blutzuckerentgleisungen führt, dass von Anfang an die Basistherapie mit Medikamenten kombiniert werden muss.

Zusammenfassend heißt das: Die Lebensstiländerungen (Ernährungsumstellung, Übergewicht reduzieren, Sport treiben und Rauchen aufgeben) gehören immer zu einer Diabetes-Behandlung. Egal, ob sie mit oder ohne Medikamente durchgeführt wird.

Im Grunde genommen sind Patienten mit Diabetes für sich die besten „Ärzte", wenn sie einen diabetesgerechten Lebensstil einhalten. Ohne diese Selbstbehandlung und ohne Selbstkontrolle gibt es kaum ausreichend gute Behandlungsresultate. Wichtig ist hierbei auch die Zusammenarbeit mit Ihrem Arzt und seinem Team.

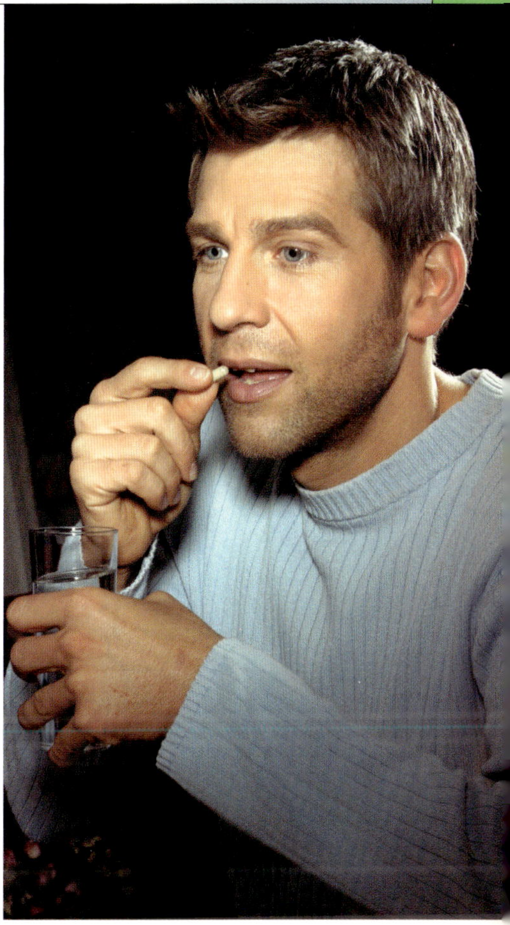

IN STUFEN ZUM ERFOLG

Es steht eine ganze Reihe von Medikamenten zur Verfügung, die eine gute Diabetes-Einstellung ermöglichen. Erst mal hängt die Therapie aber wesentlich von dem Stadium Ihrer Erkrankung ab.

Metformin und Glibenclamid sind Wirkstoffe, die von Ihrem Arzt vorrangig verschrieben werden, da sie bereits seit längerer Zeit erfolgreich bei der Behandlung des Diabetes eingesetzt werden. Sie wirken folgendermaßen:

- Die Hemmung der Glukosebildung in der Leber: Da die Leber in der Lage ist, Zucker selbst zu bilden, ist sie neben der Zuckeraufnahme aus dem Darm ein wichtiger Grund für einen zu hohen Blutzuckerspiegel. Hier setzt Metformin an. Metformin bremst die Zuckerproduktion in der Leber, erleichtert gleichzeitig die Aufnahme von Zucker in die Körperzellen und verhindert meist eine Gewichtszunahme.
- Die Anregung der Insulinproduktion in der Bauchspeicheldrüse: Die Wirkstoffgruppe der Sulfonylharnstoffe (zum Beispiel Glibenclamid) ist in der Lage, die Bauchspeicheldrüse so zu aktivieren, dass wieder vermehrt Insulin produziert wird. Das setzt voraus, dass diese Drüsenzellen noch funktionsfähig sind, was bei Ihnen als Typ-2-Diabetiker der Fall ist.

Ihrem Arzt stehen noch weitere Medikamente zur Verfügung, die er Ihnen nach ausführlicher Aufklärung über Nutzen und Risiko je nach dem bei Ihnen individuell vorliegenden Krankheitsbild verordnen kann:

- Die so genannten Glucosidasehemmer wie Acarbose sollen die im Darm stattfindende Umwandlung von verschiedenen Kohlenhydraten zu Zucker verlangsamen. Dadurch wird weniger Zucker aufgenommen, der Körper kann mit einer geringeren Insulinproduktion auskommen, um den Zucker in die Zellen zu schleusen.
- Die Glinide regen ähnlich wie die Sulfonylharnstoffe die Produktion von Insulin in der Bauchspeicheldrüse an.
- Die noch relativ neue Wirkstoffgruppe der Insulinsensitizer (auch Glitazone) setzt dort an, wo der Defekt bei der Insulinresistenz liegt: am Insulinrezeptor. Die Wirkstoffe führen zu einer verbesserten Aufnahme von Zucker in die Zelle. Eine Senkung des Blutzuckerspiegels und die Normalisierung der Stoffwechsellage sind die Folgen. Die Glitazone können zur unerwünschten Gewichtszunahme führen und in seltenen Fällen eine Herzschwäche auslösen. Diese Medikamente stehen noch nicht lange zur Verfügung, so dass Langzeituntersuchungen noch ausstehen.
- Insulin (siehe folgendes Kapitel)

Die Behandlung mit Insulin

Bis vor wenigen Jahren wurde das Insulin allein aus den Organen (Bauchspeicheldrüse) von Rindern und Schweinen gewonnen. Heute ist es möglich, Bakterien oder Hefepilze gentechnisch so zu verändern, dass sie menschliches Insulin produzieren. Dies hat einmal den Vorteil, dass man in der Herstellung nicht auf den begrenzten Bestand an Schlachttieren angewiesen ist. Außerdem ist es vorgekommen, dass das Insulin tierischen Ursprungs ab und an nicht gut vertragen wurde. Dieses Problem gibt es mit dem gentechnisch hergestellten Insulin nicht mehr. Auch ermöglicht die gentechnologische Produktion weitere Veränderungen am Insulin, so dass heute so genannte Analoginsuline (Kunstinsuline) zur Verfügung stehen. Vorrangig sollte Ihr Arzt die Behandlung mit dem menschlichen Insulin vornehmen. Wesentliche Vorteile der Behandlung mit Analoginsulinen konnten in großen Untersuchungen nicht gezeigt werden, dennoch kann es im Einzelfall sinnvoll sein, diese Insuline einzusetzen. Langzeituntersuchungen zu diesen veränderten Insulinen stehen derzeit noch aus.

Insulin muss mit einer Spritze unter die Haut verabreicht werden – würden wir es als Tablette schlu-

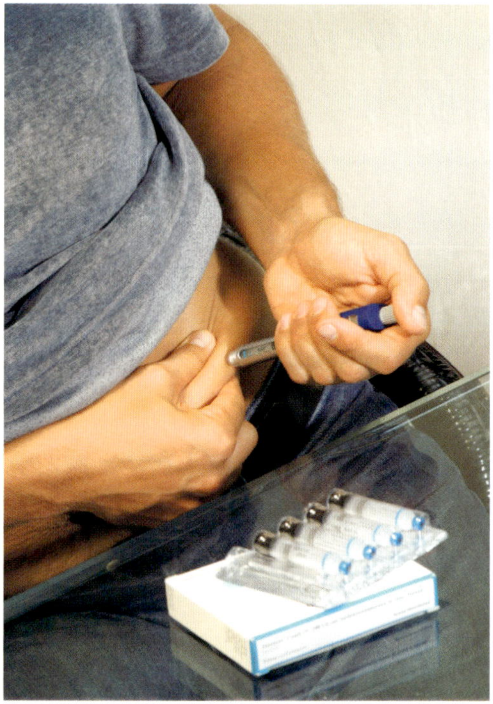

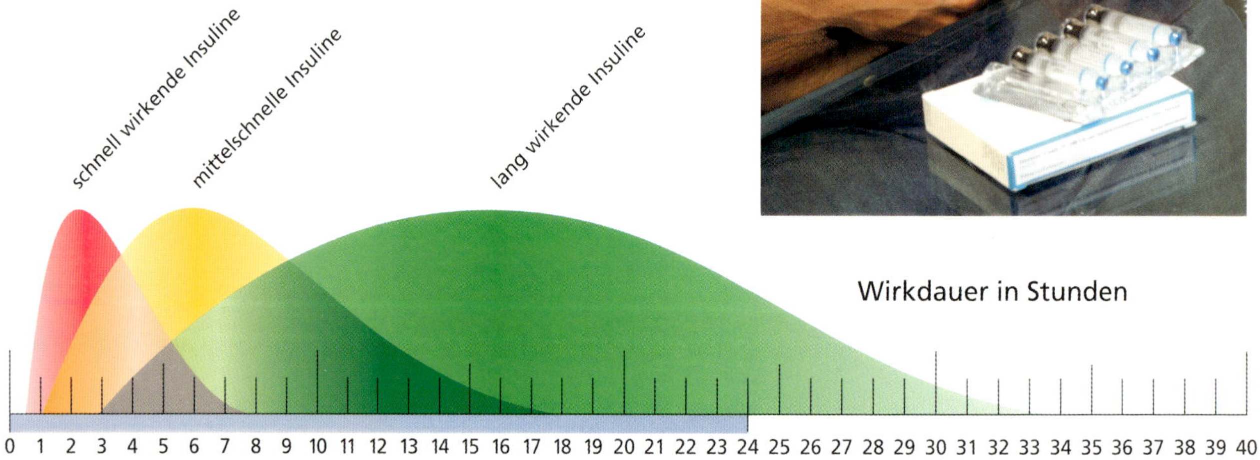

Insuline – langsame und schnelle

- ***Die Wirkung der schnell wirkenden Insuline beginnt bereits nach einer halben Stunde. Sie ist am stärksten ausgeprägt nach 2 bis 3 Stunden und klingt nach 5 bis 8 Stunden wieder ab.***
- ***Die lang wirkenden Insuline entfalten ihre Wirkung erst nach 2 bis 3 Stunden, sie ist zwischen 7 und 24 Stunden nach der Injektion am größten und klingt erst nach 28 bis 34 Stunden ganz ab.***

cken, dann würde Insulin, da es ein Eiweiß ist, sehr schnell verdaut und so wirkungslos werden. Die Halbwertszeit des Insulins im Blut ist sehr kurz – nämlich ganze 12 Minuten. Das heißt, dass die Hälfte des zugeführten Insulins nach 12 Minuten abgebaut wird, nach 24 Minuten ist nur noch ein Viertel der Ursprungsmenge vorhanden usw. Wenn Insulin unter die Haut gespritzt wird, wirkt es etwa 4 bis 6 Stunden.

In wissenschaftlichen Studien konnte gezeigt werden, dass Diabetes-Patienten nach einem Herzinfarkt unbedingt mit Insulin behandelt werden sollten, da sich dadurch die Folgeerkrankungen deutlich reduzieren und die Lebenszeit verlängert. Wenn Sie also bereits einen Herzinfarkt erlitten haben, sollten Sie mit Insulin behandelt werden.

INSULIN – VERSCHIEDENE FORMEN

Die Diabetes-Therapie ist eine sehr individuelle und an die jeweiligen Bedürfnisse des Patienten angepasste Behandlung. Daher wurden unterschiedliche Insulinformen entwickelt. So lässt sich die Therapie optimal an Ihre Krankheit anpassen. Es stehen zum Beispiel Insulinpräparate zur Verfügung, die sehr langsam aufgenommen werden und deren Wirkung so viel länger anhält. Das sind die Depotinsuline, die vor allem eingesetzt werden, damit ständig ein gleichmäßiger Insulinspiegel (basaler Insulinspiegel) aufrechterhalten werden kann. Es gibt aber auch schnell wirkende Insuline, die zum Beispiel zu den Mahlzeiten verabreicht werden können, um Blutzuckerspitzen abzufangen (unter schnell wirkenden Insulinen werden Normalinsuline und kurz wirkende Analoginsuline verstanden).

Ihrem Arzt steht also eine ganze Reihe verschiedener Insuline für die Therapie zur Verfügung. Sollten Sie mit einem Präparat bzw. einer Behandlungsform nicht zurechtkommen, dann werden Sie sicherlich gemeinsam eine andere Insulintherapiestrategie finden, mit der Sie Ihren Blutzucker gut unter Kontrolle haben.

SPRITZE ODER PEN

Lange Zeit konnte das Insulin nur mit einer Spritze direkt unter die Haut gespritzt werden. Die technische Entwicklung hat es aber möglich gemacht, dass es heute sehr viel angenehmere Methoden gibt. Der so genannte Insulin-Pen sieht aus wie ein Kugelschreiber. Mit der sehr feinen Nadel des Pens kann eine vorher eingestellte Insulinmenge unter die Haut gespritzt werden. Das tut kaum weh und kann so unauffällig angewendet werden, dass viele Patienten mit Diabetes diesen Pen auch in Restaurants oder anderswo verwenden.

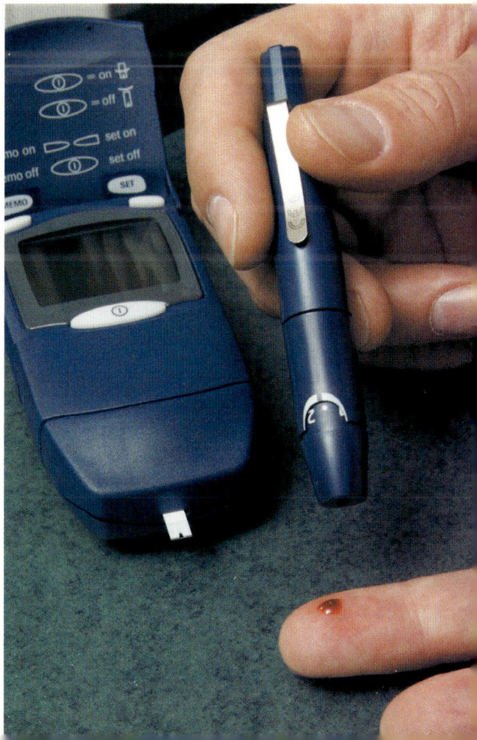

Das lernen Sie in der Schulung:

Alle Patienten mit Diabetes sollten unbedingt an einer speziellen Diabetiker-Schulung teilnehmen – ob sie Insulin spritzen oder nicht. Denn: Nur gut informierte Patienten können ihren Diabetes selbst kontrollieren. Die verschiedenen Schulungs- und Behandlungsprogramme sind den jeweiligen Besonderheiten der zugrunde liegenden Erkrankung und der individuellen Therapie angepasst. Die Schulungen erfolgen immer in Kleingruppen, damit es möglich ist, auf das individuelle Krankheitsbild eingehen zu können.

WANN UND WIE OFT?

Wann, wie oft, welches Insulin und welche Insulinstrategie Sie anwenden, richtet sich nach Ihren individuellen Bedürfnissen und den Therapiezielen. Die Insulinmenge wird übrigens nicht in Milliliter oder Gramm angegeben, sondern in so genannten „Internationalen Einheiten" (I. E.).

Üblicherweise wird das Insulin vor dem Essen verabreicht. Dabei genügt es häufig, morgens und abends vor dem Essen eine feste Mischung aus schnell und lang wirksamen Insulinen zu spritzen. Das ist eine einfache, bequeme und erfolgreiche Strategie, mit der die Mehrheit der Patienten mit Typ-2-Diabetes hervorragende Ergebnisse erzielt.

Eine weitere mögliche Behandlungsform ist die intensivierte Insulintherapie. Bei dieser Therapieform spritzen Sie jeweils vor den Mahlzeiten eine bestimmte Menge eines schnell wirksamen Insulins. Für viele Typ-2-Diabetiker reicht dies schon aus, in manchen Fällen kann zusätzlich lang wirksames Insulin nötig werden. Der Umgang mit der Insulinbehandlung erfordert ein Grundwissen über die Erkrankung und über die individuelle Therapie. Für die verschiedenen Behandlungsformen werden jeweils spezielle Schulungs- und Behandlungsprogramme angeboten, die Sie nutzen sollten.

DIE VORTEILE EINER SCHULUNG LIEGEN AUF DER HAND

Durch die Teilnahme an einem strukturierten Schulungs- und Behandlungsprogramm kann zunächst einer weiteren Gewichtszunahme vorgebeugt und die Menge der oral einzusetzenden Antidiabetika vermindert werden. Erfolgt die Teilnahme im Rahmen einer Insulintherapie, können Unterzuckerungen, auch die Häufigkeit von Krankenhausaufenthalten, vermindert und der HBA_{1c}-Wert gesenkt werden.

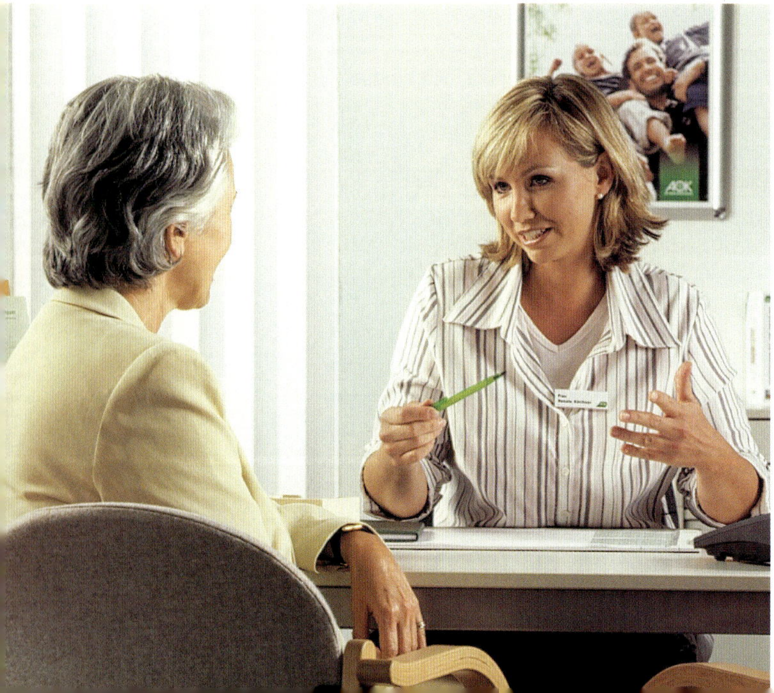

FOLGENDE SCHULUNGS- UND BEHANDLUNGSPROGRAMME WERDEN ANGEBOTEN:

1. BEHANDLUNGS- UND SCHULUNGSPROGRAMM FÜR TYP-2-DIABETIKER, DIE NICHT INSULIN SPRITZEN:

- *Grundlagenwissen zu Diabetes mellitus, Folgeerkrankungen*
- *Diagnostik, Harnzucker-Selbstkontrolle*
- *Therapie: Basistherapie (Sport, Ernährung), Medikamente, Behandlung von Stoffwechselentgleisungen*

2. MEDIAS 2 – MEHR DIABETES SELBSTMANAGEMENT FÜR TYP 2:

- *Grundlagenwissen zu Diabetes mellitus, Folgeerkrankungen*
- *Diagnostik, Harnzucker-Selbstkontrolle*
- *Motivationsanalyse (Ziel: Gewichtsabnahme), Sozialrecht, Verhaltensstabilisierung*
- *Therapie: Basistherapie (Sport, Ernährung, Essverhalten), Medikamente, Behandlung von Stoffwechselentgleisungen*
- *diabetischer Fuß: erkennen und behandeln*

3. BEHANDLUNGS- UND SCHULUNGSPROGRAMM FÜR TYP-2-DIABETIKER, DIE INSULIN SPRITZEN:

- *Grundlagenwissen zu Diabetes mellitus, Folgeerkrankungen*
- *Diagnostik, Blutzucker-Selbstkontrolle*
- *Therapie: Basistherapie (Sport, Ernährung), Insulintherapie, Insulininjektion, Anpassung der Insulindosis, Behandlung von Stoffwechselentgleisungen*
- *diabetischer Fuß: erkennen und behandeln*

4. BEHANDLUNGS- UND SCHULUNGSPROGRAMM FÜR INTENSIVIERTE INSULINTHERAPIE:

- *Grundlagenwissen zu Diabetes mellitus, Folgeerkrankungen*
- *Diagnostik, Blutzucker-Selbstkontrolle, Harnzuckermessung, Aceton-Selbstmessung*
- *Therapie: Basistherapie (Rauchen, Sport, Ernährung, glukosewirksame Kohlenhydrate), Insulintherapie, Insulininjektion (Pumpe, Pen, Spritze), Anpassung der Insulindosis, Behandlung von Stoffwechselentgleisungen*
- *soziale Aspekte*

5. BEHANDLUNGS- UND SCHULUNGSPROGRAMM FÜR TYP-2-DIABETIKER, DIE NORMALINSULIN SPRITZEN:

- *Grundlagenwissen zu Diabetes mellitus und Folgeerkrankungen, Insulin und Insulinwirkung*
- *Diagnostik: Technik der Blutzucker-Selbstkontrolle*
- *Therapie: Basistherapie (Ernährung, körperliche Bewegung), medikamentöse Therapie (Insulininjektion, Anpassung der Insulindosis), Behandlung von Stoffwechselentgleisungen (Erkennung, Ursache, Therapie und Prävention von Unterzuckerungen)*
- *diabetischer Fuß: erkennen und behandeln*

Wichtig: Stoffwechselkontrollen

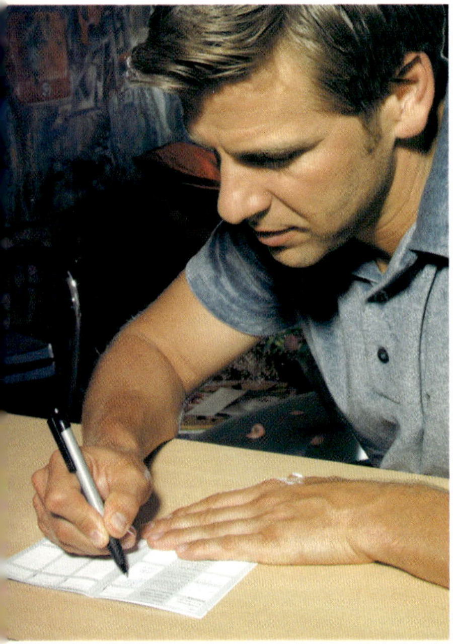

Bei Diabetes spielt die Selbstkontrolle eine sehr große Rolle. So können Sie selbst feststellen, ob Sie optimal behandelt sind.

SELBSTMESSUNG WIRD GROSS GESCHRIEBEN

Die Stoffwechselkontrolle ist ein wesentlicher Bestandteil Ihrer Diabetes-Behandlung. Nur so kann eingeschätzt werden, ob Sie die mit Ihrem Arzt vereinbarten Therapieziele erreichen. Stoffwechselkontrollen führen Sie und Ihr Arzt durch. Eine Möglichkeit ist dabei die Kontrolle der Zucker-Ausscheidung mit dem Urin. Messen Sie Ihren Harnzucker nach dem Essen. Der Harnzucker zeigt Ihnen einen erhöhten Blutzuckerspiegel relativ sicher an, da der Zucker im Urin erst dann auftaucht, wenn der Blutzuckerspiegel wesentlich höher ist.

Unproblematisch ist auch die Selbstmessung des Zuckers im Blut. Das kann entweder mit Blutzucker-Teststreifen erfolgen, auf die ein Bluttropfen aufgetropft wird, oder mit speziellen Messgeräten. Die Messgeräte sind sehr klein und handlich und können überallhin mitgenommen werden. Innerhalb von wenigen Minuten erhalten Sie mit beiden Methoden einen hinreichend genauen Blutzuckerwert. Allerdings müssen Sie sich daran gewöhnen, einen kleinen Stich in den Finger durchzuführen und auszuhalten.

Was wann wie häufig gemessen wird, hängt vom Therapieziel und der bei Ihnen durchgeführten Therapie ab. Besprechen Sie daher unbedingt mit Ihrem Arzt, wann und wie oft Sie Ihren Harnzucker bzw. Blutzucker kontrollieren sollten.

Folgende Angaben können als ungefähre Richtschnur angesehen werden:

1. Nichtmedikamentöse Behandlung: Es genügt normalerweise, wenn der Harnzucker etwa zwei bis drei Mal die Woche gemessen wird.
2. Behandlung mit Diabeteskost und Tabletten: Je nach festgelegtem Behandlungsziel wird der Harnzucker mindestens zwei bis drei Mal die Woche kontrolliert. Eventuell kann auch der Blutzucker getestet werden – etwa bei der Einnahme von Glibenclamid, wenn Sie das Gefühl einer Unterzuckerung haben.
3. Behandlung mit Insulin: Abhängig von der Insulinstrategie werden Urinzucker- und/oder Blutzuckermessungen ein- bis mehrmals täglich durchgeführt.

Außerdem sollten immer dann die Blut- oder Harnzuckerwerte gemessen werden, wenn besondere Situationen vorliegen, also etwa bei Infektionserkrankungen. Bei Verdacht auf Unterzucker sollte immer der Blutzucker und nicht der Urinzucker getestet werden.

DIE LANGZEITKONTROLLE

Der beste Laborwert für die Kontrolle Ihrer Blutzuckereinstellung ist der HbA_{1c}. Das „verzuckerte Hämoglobin" zeigt an, wie Sie Ihren Blutzucker innerhalb der vergangenen 2 bis 3 Monate unter Kontrolle hatten. Als Patient mit Diabetes sollten Sie

Dann ist Ihr Diabetes gut eingestellt:

- ***Die Blutzuckerwerte sollten den mit Ihrem Arzt vereinbarten Zielwerten nahe kommen. Diese sind abhängig von Ihrem Alter und Ihren Begleiterkrankungen.***
- ***Ihr Harn sollte möglichst zuckerfrei sein.***
- ***Sie sollten keine Unterzuckerungen haben.***
- ***Der HbA_{1c}-Wert sollte den vereinbarten Zielwert erreichen.***
- ***Ihr Blutdruck sollte unter 140/90 mmHg liegen.***

So erreichen Sie die Ziele:

- ***Halten Sie die Lebensstiländerungen, insbesondere die diabetikergerechte gesunde Ernährung, möglichst ein – das gilt auch, wenn Sie Medikamente nehmen.***
- ***regelmäßige körperliche Betätigung***
- ***Verzichten Sie aufs Rauchen.***
- ***Reduzieren Sie Übergewicht.***
- ***Nehmen Sie die vereinbarten Vorstellungstermine bei Ihrem Arzt regelmäßig wahr.***
- ***Nehmen Sie die verordneten Medikamente konsequent ein.***

mit Ihrem Arzt einen Zielwert vereinbaren, der von den individuellen Gegebenheiten Ihres Krankheitsbildes abhängig ist. Experten empfehlen, HbA_{1c} etwa alle drei bis vier Monate zu überprüfen, damit Sie Ihren Blutzucker immer optimal eingestellt haben. Den HbA_{1c}-Wert können Sie nicht selbst messen; diese Untersuchung wird bei Ihrem Arztbesuch durchgeführt.

IMMER GUT DOKUMENTIERT: IHR GESUNDHEITS-PASS DIABETES

Als Patient mit Diabetes sollten Sie unbedingt einen Gesundheits-Pass Diabetes führen und ihn auch immer bei sich tragen. In diesem Pass dokumentieren Sie, wann Sie Zucker im Urin oder im Blut gemessen haben und wie hoch die Werte waren. Dies gilt auch für die selbst gemessenen Blutdruckwerte. Sie notieren, welche Medikamente Sie einnehmen und wie die Untersuchungsergebnisse bei Ihrem Arzt waren. Das Führen des Passes gibt Ihnen einen hervorragenden Überblick darüber, wie Ihr Blutzucker und Ihr Blutdruck eingestellt sind.

Zur Sicherheit raten Mediziner auch dazu, dass Sie oder Ihr Partner regelmäßig Ihre Füße kontrollieren. Schauen Sie nach Wunden oder Infektionen. Notieren Sie sich das Datum Ihrer Fußuntersuchung und auffällige Befunde.

Und damit Sie es nicht vergessen: Schreiben Sie sich am besten auch Ihren nächsten Arzttermin in den Pass. Den Gesundheits-Pass Diabetes erhalten Sie bei Ihrem Arzt oder im Rahmen des Schulungs- und Behandlungsprogramms. Darüber hinaus erhalten Patienten, die in ein Disease-Management-Programm eingeschrieben sind, einen Dokumentationsbogen, in den die relevanten Werte, Termine und anderen Beobachtungen ebenfalls eingetragen werden sollten.

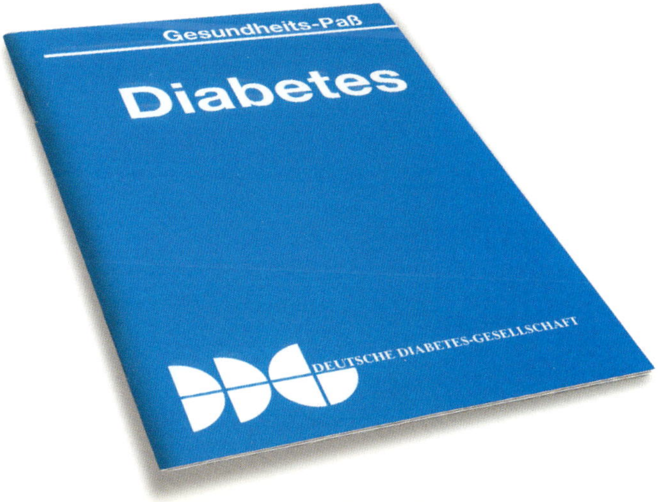

Handeln bei akuten Folgen

Der gestörte Zuckerstoffwechsel kann unter bestimmten Umständen zu akuten Störungen führen, bei denen sehr schnell gehandelt werden muss. Gefährdet sind zum Beispiel Diabetes-Patienten, die mit Insulin oder Sulfonylharnstoffen (z. B. Glibenclamid) behandelt werden, oder Patienten, bei denen zusätzlich eine schwere Erkrankung (Harnwegsinfekt, Lungenentzündung) vorliegt.

So beugen Sie einer Unterzuckerung (wenn Sie mit blutzuckersenkenden Substanzen wie Tabletten oder Insulin behandelt werden) vor:

- ***Kontrollieren Sie Ihren Blutzucker bei Auftreten von typischen Symptomen einer Unterzuckerung.***
- ***Halten Sie sich bei der Dosierung Ihrer Medikamente genau an die Vorgaben Ihres Arztes und an die Inhalte, die Sie in den Schulungs- und Behandlungsprogrammen gelernt haben. Berücksichtigen Sie dabei die zu sich genommene Nahrung.***
- ***Reduzieren Sie die Insulindosis, wenn Sie sich körperlich belasten.***
- ***Halten Sie gegebenenfalls „Notfallzucker" bereit.***

WAS TUN BEI UNTERZUCKER?

Unsere Körperzellen benötigen den Energielieferanten Blutzucker, um ihre Funktion erfüllen zu können. Ist er nicht in ausreichendem Maße vorhanden, dann können die Zellen ihre Funktion nicht mehr richtig ausüben. Ab einem Blutzuckerwert niedriger als 40 mg/dl können Sie erste Ausfälle der Gehirnleistung haben. Eine Unterzuckerung (Hypoglykämie) kann sich mit folgenden Anzeichen äußern:

- Gähnen, Konzentrationsmangel,
- Herzrasen, Schweißausbrüche,
- Angst, Blässe, Zittern, Unruhe.

Später kommen noch weitere Symptome hinzu:

- Sehstörungen, Sprachstörungen,
- Aggressivität, abnormes Verhalten, Verwirrtheit, Kopfschmerzen,
- im Extremfall Krampfanfälle oder Koma.

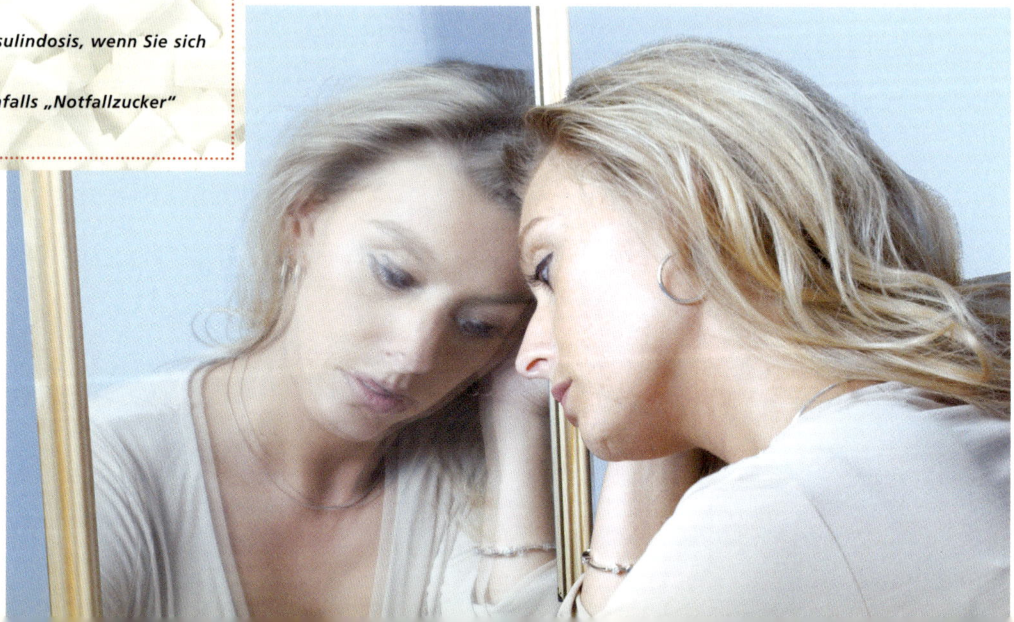

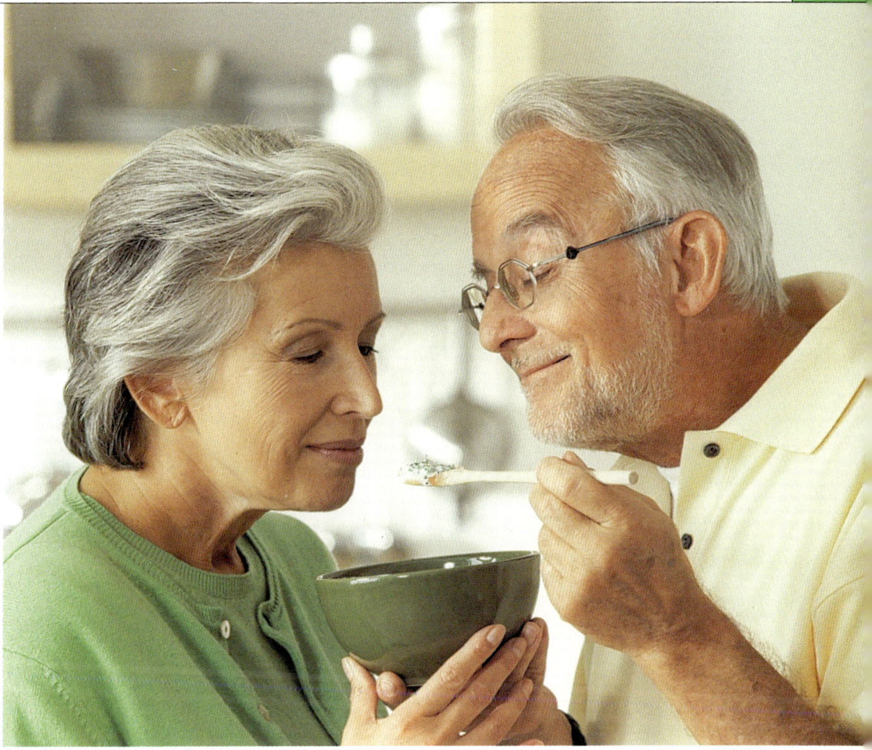

Welche Symptome bei Ihnen auftreten, kann man nicht genau sagen, da sich eine Unterzuckerung sehr individuell bemerkbar macht. Sie sollten daher ein gutes Gefühl für die bei Ihnen entstehenden ersten Anzeichen entwickeln, damit Sie früh genug handeln können. Tritt die Unterzuckerung nachts auf, kann es durchaus sein, dass Sie sie verschlafen. Sie merken dann nur morgens eventuell eine starke Abgeschlagenheit und Müdigkeit und haben vielleicht Kopfschmerzen. Ihre Bettwäsche kann durchgeschwitzt sein. Außerdem haben Sie durch die Gegenregulation des Körpers bedingt erhöhte Nüchtern-Glukosewerte.

Ausgelöst wird die Hypoglykämie meist durch ausgelassene oder zu spärliche Mahlzeiten, einen zu langen Spritz-Ess-Abstand, zu viel Insulin oder andere Diabetes-Medikamente, Alkohol oder Leber- bzw. Nierenfunktionsstörungen und ungewohnte körperliche Aktivität. Sie können sich bei einem Unterzuckerungszustand am schnellsten helfen, indem Sie zwei bis drei Stück Würfelzucker oder Traubenzucker zu sich nehmen. Dieses „Notfallmittel" sollten Sie also immer bei sich tragen! Aber auch Fruchtsäfte mit Zuckerzusatz, zuckerhaltige Limonaden oder Kekse können helfen. Ungeeignet ist hingegen Schokolade, da sie sehr fetthaltig ist und der Zucker dadurch nur langsam ins Blut gelangt. Auch ungeeignet sind spezielle Diabetiker-Produkte, da sie in der Regel keinen Zucker bzw. keine Glukose enthalten.

Informieren Sie auch Ihre Familie oder Ihren Partner über solche möglichen Notfallsituationen und darüber, wie Ihnen zu helfen ist. Es kann nämlich passieren, dass Sie gar nicht mehr in der Lage sind, sich selbst zu helfen. Dann sollte so schnell wie möglich ärztliche Hilfe in Anspruch genommen werden. In der Zwischenzeit kann Ihnen bei Bewusstlosigkeit folgendermaßen geholfen werden:

- in stabile Seitenlage bringen,
- die Atemwege freimachen,
- Glucagon spritzen, falls dies vorhanden und Ihr Partner eingewiesen ist. Glucagon ist das Hormon, das der Körper auch selbst in die Blutbahn entlässt, um der Unterzuckerung entgegenzuwirken.

WAS TUN BEI EINER ÜBERZUCKERUNG?

Neben einer Unterzuckerung kann es bei Patienten mit Diabetes auch zu stark erhöhten Blutzuckerwerten (Überzuckerung, Hyperglykämie) kommen. Eine große Gefahr hierfür besteht zum Beispiel bei älteren Diabetes-Patienten, die zusätzlich eine schwere Infektion (beispielsweise Atemwegsinfekt, Harnwegsentzündung) haben.

In Extremfällen führt die Überzuckerung zu einem Bewusstseinsverlust. Folgende Symptome deuten auf eine bedrohliche Hyperglykämie hin:

- Durst und vermehrte Urinausscheidung, Austrocknung des Körpers,
- extreme Schwäche, Verwirrtheit,
- Sehstörungen, Bewusstseinsstörungen bis hin zum Koma.

Bei Auftreten solcher Symptome empfiehlt sich die Messung des Blutzuckers oder auch des Harnzuckers. Als schnelle Gegenmaßnahmen sollten Sie viel trinken (allerdings keine zuckerhaltigen Getränke oder Fruchtsäfte!), da der Flüssigkeitsverlust bis zu 10 Liter betragen kann. Vermeiden Sie jegliche körperliche Anstrengung.

Sie sollten immer möglichst bald ärztliche Hilfe in Anspruch nehmen. Der behandelnde Arzt wird Ihnen eventuell eine Infusion zum Flüssigkeitsausgleich verabreichen und Insulin spritzen.

Nach einer bedrohlichen Hyperglykämie müssen Sie mit Ihrem Arzt über eine mögliche Änderung der Behandlungsmaßnahme sprechen.

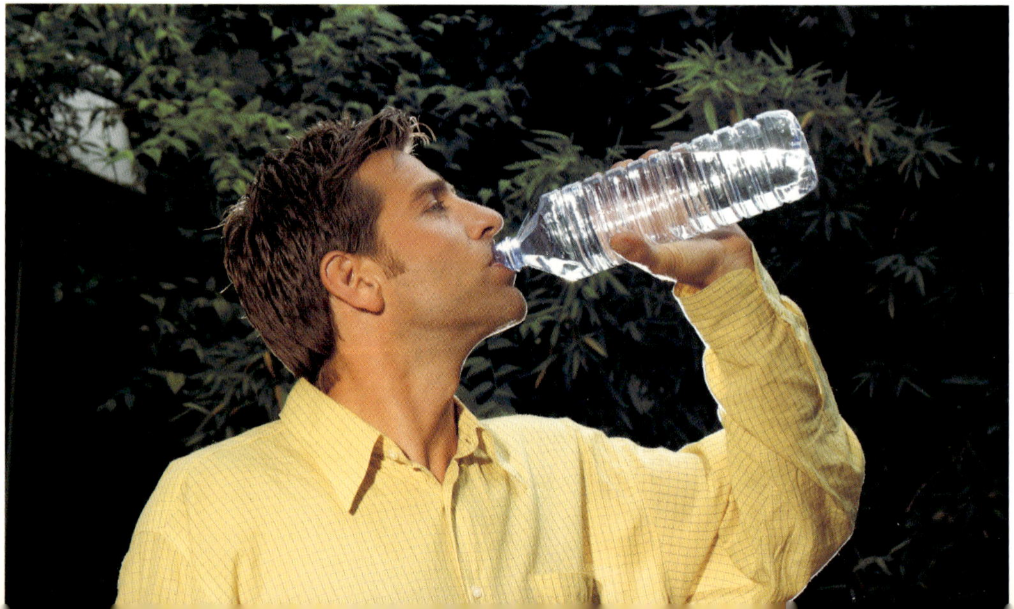

Ernährung bei Diabetes

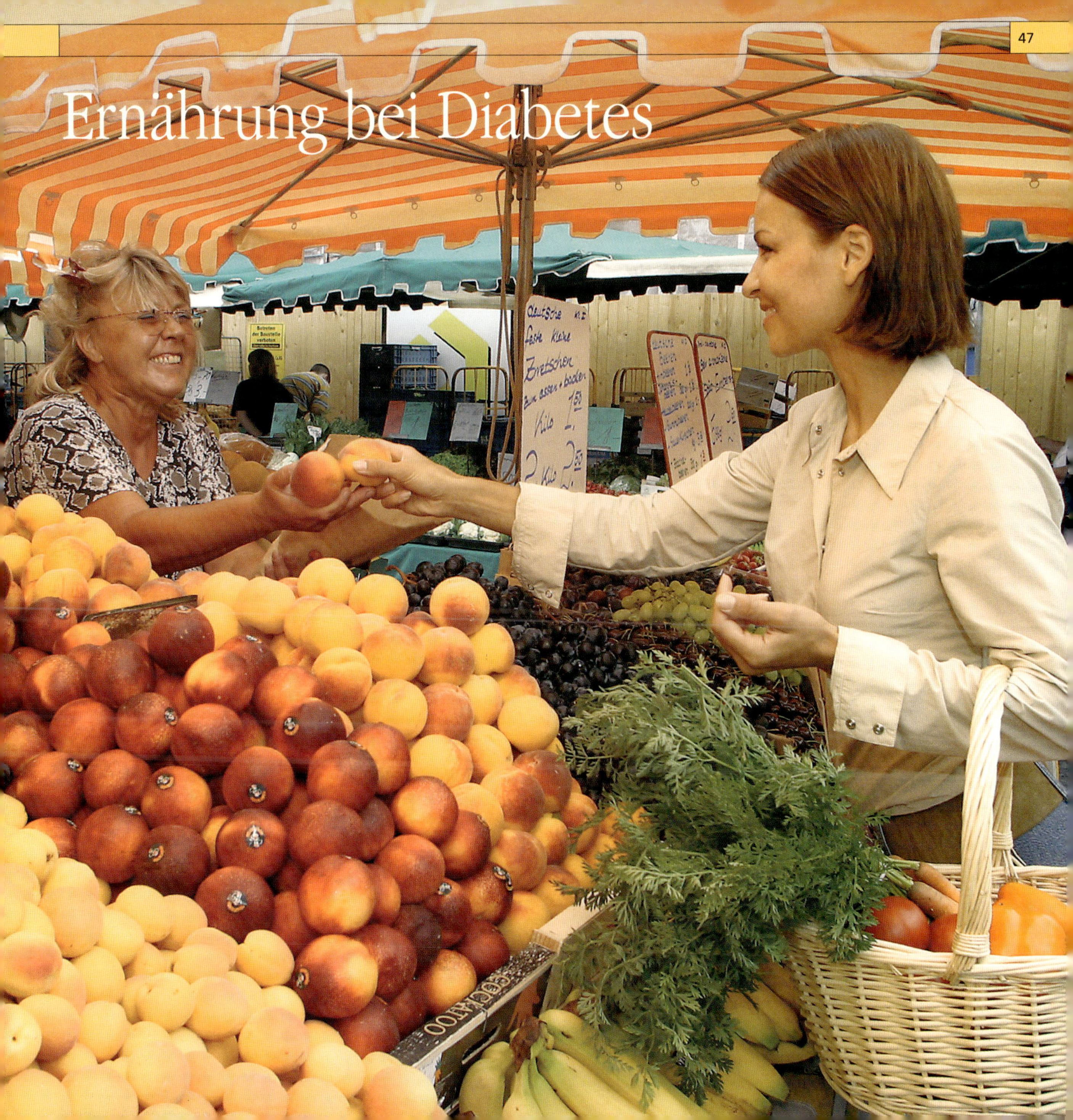

Essen mit Genuss

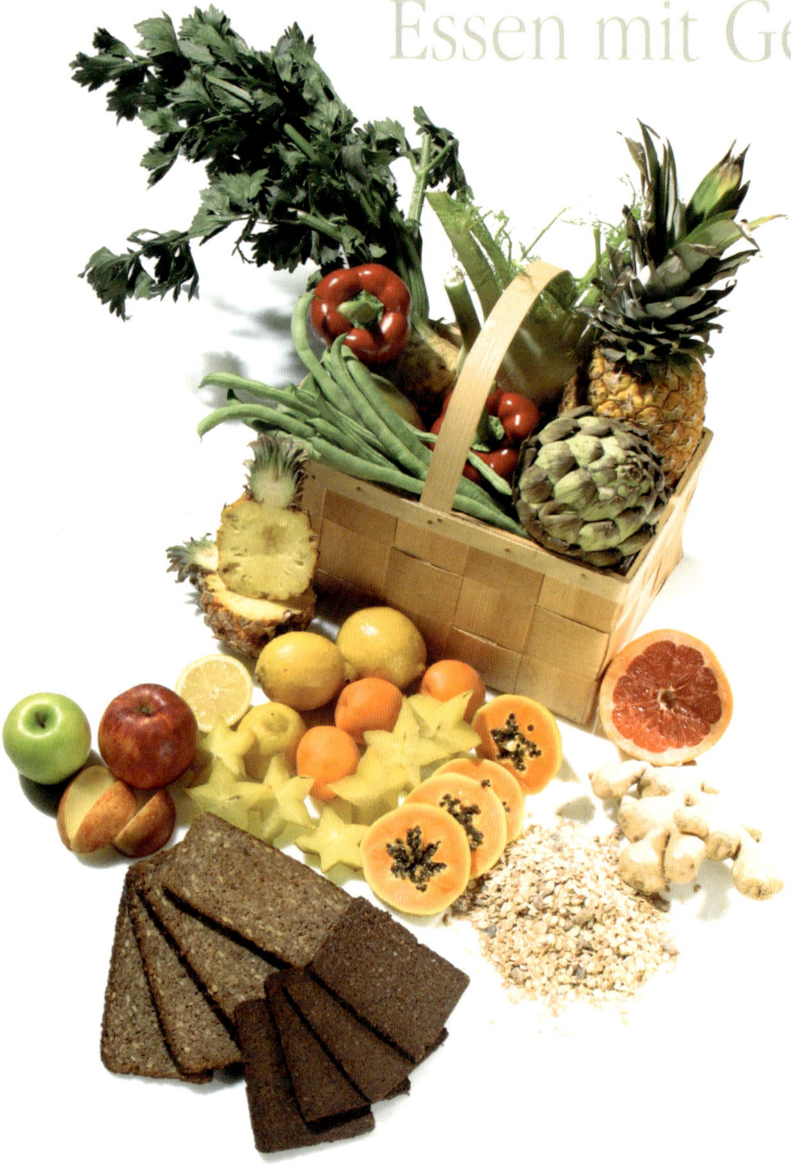

Ein wesentlicher Pfeiler bei der Behandlung – aber auch der Vorbeugung – von Diabetes ist unsere Ernährung. Jahrelang mussten sich Patienten mit Diabetes deshalb mit strengen Ernährungsvorschriften herumschlagen – auf keinen Fall Zucker, hieß es, am besten spezielle Diätprodukte und, und, und. Ein großer Teil dieser Tabus gilt heute so nicht mehr. Die medizinische Forschung ist mittlerweile zu der Erkenntnis gelangt, dass es zwar nach wie vor Ernährungsempfehlungen für Patienten mit Diabetes geben soll und muss – diese aber durchaus denen für die Allgemeinbevölkerung gleichen. Sprich: Ein Patient mit Diabetes darf (fast) alles essen – nur eben in Maßen. Übergewichtige Patienten mit Diabetes sollten zusätzlich auf den Kaloriengehalt der Nahrung achten, um langfristig ihr Gewicht zu senken. Also: wenig Fett und Alkohol.

GESUNDE ERNÄHRUNG FÜR ALLE

Und das hat viele Vorteile. Es muss in einer Familie nämlich kein spezielles Essen für den Patienten mit Diabetes geben, sondern die gesamte Familie kann von der gesunden Ernährungsumstellung profitieren.

Und so sieht die gesunde Ernährung aus:

- Essen Sie möglichst viel frisches Obst, Gemüse und Salat.
- Ernähren Sie sich abwechslungsreich und so, dass es Ihnen schmeckt. Denn nur eine solche „Diät" können Sie langfristig beibehalten.
- Wenn Sie abnehmen möchten, versuchen Sie, sparsam mit Fett umzugehen.
- Trinken Sie reichlich – mindestens 2 Liter täglich. Und das sollten möglichst kalorienarme oder kalorienfreie Getränke sein (Mineralwasser, ungesüßte Kräutertees).

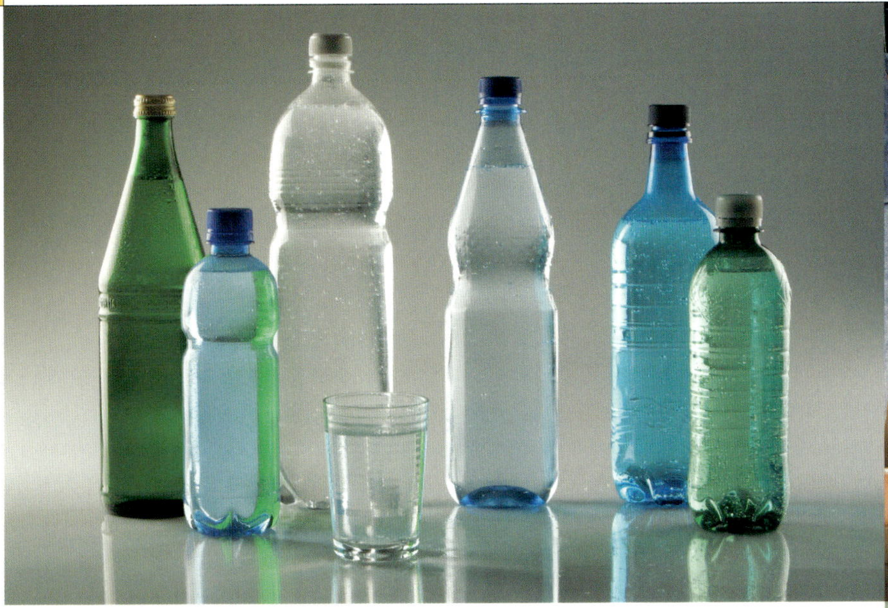

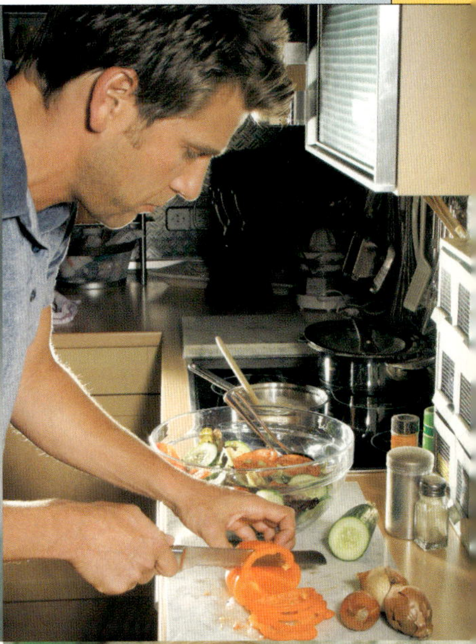

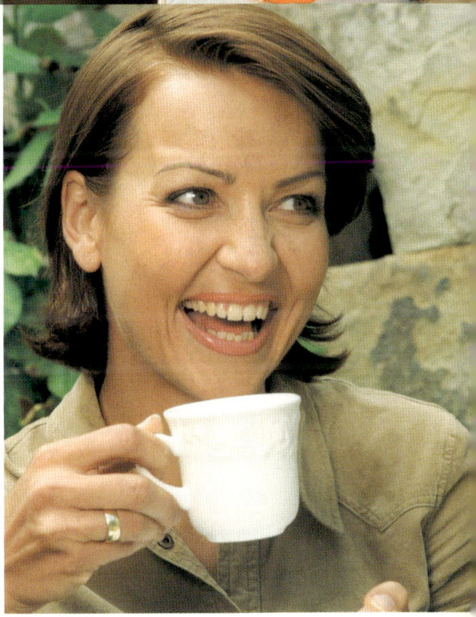

- Versuchen Sie, Ihre tägliche Kalorienmenge unter Kontrolle zu halten. Wenn Sie Normalgewicht haben, heißt das, dass Sie Ihr Gewicht möglichst beibehalten sollten. Bei Übergewicht ist es günstig, etwas abzunehmen oder zumindest nicht mehr zuzunehmen.
- Ein kleiner Trick: Essen Sie nicht zu viel auf einmal. Besser öfter mal kleine Snacks und Mahlzeiten, z. B. eine halbe Scheibe Schwarzbrot mit Tomate oder Gurke oder einen kleinen Apfel.
- Auf normalen Zucker müssen Sie nicht ganz verzichten. In den folgenden Kapiteln werden die verschiedenen Komponenten der gesunden Ernährung, aber auch spezielle Ernährungstipps für Patienten mit Diabetes noch näher erläutert. Beachten Sie aber unbedingt, dass diese allgemeinen Tipps keine Diabetiker-Beratung bei einem speziell geschulten Diabetes-Berater oder Arzt ersetzen. Zusätzlich zu den in diesem Buch aufgeführten Ernährungsempfehlungen ist es wichtig, dass Sie sich mit Ihrem Arzt bezüglich einer auf Sie individuell abgestimmten Therapie besprechen. Die Therapie besteht aus den drei Bausteinen Ernährungsumstellung, Änderung des Lebensstils und den notwendigen Medikamenten in individueller Dosierung.

Außerdem haben wir für Sie eine bunte Auswahl an leckeren Rezepten zusammengestellt (S. 59–62). Denn: Gesunde Ernährung ist alles andere als langweilig und fade.

Fett macht fett, zu viele Kohlenhydrate auch

Würden Sie in ein Stück Butter beißen oder pure Sahne literweise schlürfen? Wohl kaum. Denn pures Fett schmeckt eigentlich nicht besonders gut. Aber verarbeitet in Saucen, Kuchen oder als Fettauge auf der Suppe, ist es für die meisten nicht wegzudenken. Fett ist ein Geschmacksstoffträger; es macht die Speisen oft weicher, cremiger, eben zu einem echten Genuss. Dieser Genuss zeigt aber schnell sichtbar seine Auswirkungen, wenn der Zeiger der Waage unerbittlich in die Höhe schnellt. Gerade für Patienten mit Diabetes ist das Gewichthalten oft ein Problem. Fettreiche Nahrung erschwert den Kampf gegen Fettpolster an Hüfte und Bauch. Das gilt für Zuckerkranke genauso wie für Gesunde. Ganz ohne Fett geht's aber auch nicht, da Fett ein Transportmittel für bestimmte Vitamine (A, E, D, K) ist. Überschüssiges Fett landet allerdings direkt in den körpereigenen Fettdepots. Dort wird es angelegt, um in etwaigen Hungerperioden Energiereserven mobilisieren zu können. Die Haushaltsregelung des Körpers führt in einer Zeit, in der Hungerperioden oder Dürrezeiten eher selten sind, leider nur zu Übergewicht.

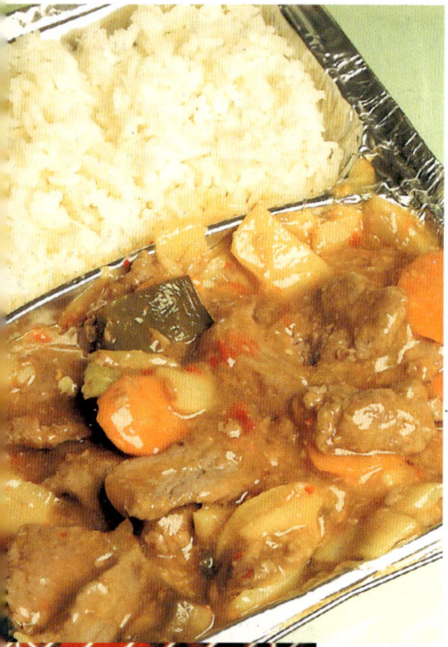

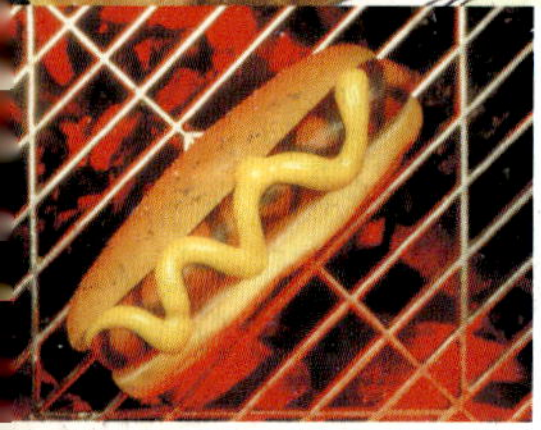

WIE VIEL FETT DARF ES SEIN?

Ein Gramm Fett liefert doppelt so viele Kalorien wie ein Gramm Kohlenhydrate oder Eiweiß. Deshalb gilt: Reduzieren Sie den Fettverbrauch. Statt Butter verwenden Sie besser Pflanzenmargarine, statt Sahnequark lieber Magerquark, statt Schweinshaxe lieber ein mageres Stück Fleisch oder Fisch. Weniger als ein Drittel des Energieumsatzes am Tag sollte aus Fett bestehen. Wenn wir das Beispiel von 2000 Kalorien nehmen, macht das 665 Kalorien aus. Das sind rund 70 Gramm. Wer ein paar Pfunde runterkriegen möchte, muss sich noch mehr einschränken. Keine Angst, mit ein bisschen Kreativität können Sie auch mit wenig Fett sehr leckere Gerichte zaubern. Oft muss man nur ein bisschen umdenken, um beim Kochen auf neue Ideen zu kommen. Also sehen Sie diese Nahrungsumstellung als Chance, die Welt der Ernährung ganz neu für sich zu entdecken.

SETZEN SIE AUF QUALITÄT

Nicht nur wenig Fett, sondern auch nur qualitativ hochwertiges Fett sollte in Ihrem Kochtopf landen. Denn wenn's ums Fett geht, gibt es erhebliche Unterschiede. Generell kann man sagen, dass der Körper wesentlich besser mit ungesättigten Fettsäuren umgehen kann als mit gesättigten. Doch wie kann man die verschiedenen Fette voneinander unterscheiden?

Die meisten tierischen Fette wie Lammfett, Gänse- oder Schweineschmalz, Rindertalg oder Butter enthalten vor allem gesättigte Fettsäuren. Auch feste Pflanzenfette wie Kokos-, Brat- oder Frittierfett haben einen großen Anteil an gesättigten Fettsäuren und sind deswegen für den Körper schwer zu verarbeiten. Nicht nur auf den Hüften lagert sich das überflüssige Fett an. Auch im Blut steigt der Fettspiegel bei übermäßigem Genuss tieri-

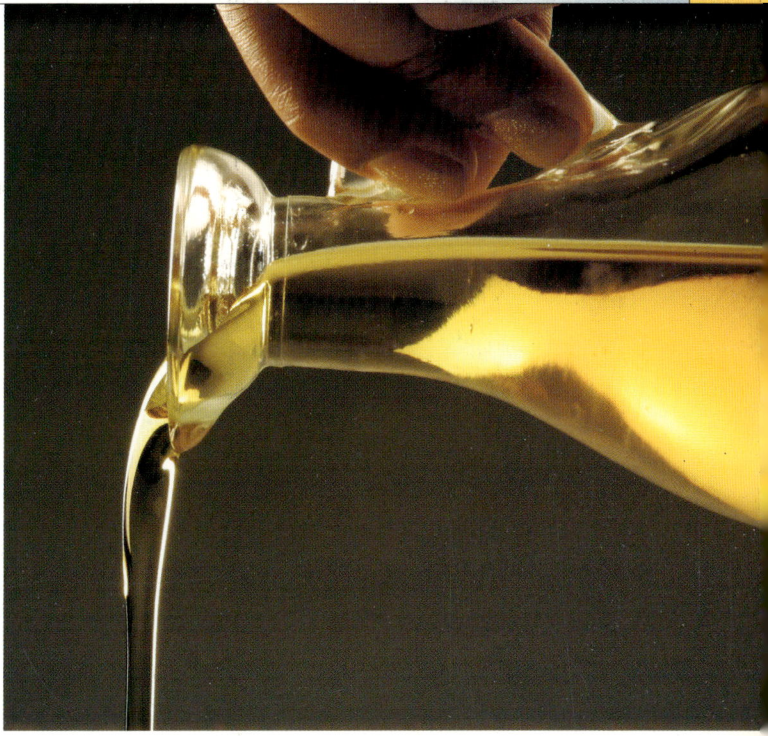

scher Fette stark an. Ungesättigte Fettsäuren hingegen können sogar den Fettstoffwechsel leicht korrigieren. Die beste Mischung bekommen Sie, wenn Sie Fette mit einem hohen Anteil an Ölsäure, dies sind beispielsweise Olivenöl oder Rapsöl, mit Ölen, die einen hohen Anteil an ungesättigten Fettsäuren haben, wie beispielsweise Sojaöl, Keimöl oder Sonnenblumenöl, kombinieren.

ZEIT ZUM UMDENKEN – FETTSPARTIPPS:

- Vermeiden Sie fette und fettdurchzogene Fleischstücke.
- Verwenden Sie Margarine und Streichfett nur ganz dünn.
- Bei beschichteten Pfannen und Töpfen kann auf Öl vollends verzichtet werden.
- Gute Alternativen: Bratschlauch, Garen in Alufolie oder einen Grill benutzen.
- Verzichten Sie auf Frittiertes oder Paniertes, da das Fett von der Panade regelrecht aufgesogen wird.
- Einen Salat besser mit fettarmem Joghurt oder Milch anmachen statt mit Majonäse.
- Das Überbacken von Gratins funktioniert auch mit Milch, Gemüsebrühe, fettarmem Käse oder mit Bierhefeflocken.
- Legen Sie in Öl gebratene oder gebackene Lebensmittel erst mal auf Küchenpapier, so wird ein Teil des Fetts direkt aufgesaugt.
- Statt in einer Backform mit den Fingern oder mit Butterbrotpapier das Fett zu verstreichen, benutzen Sie hierfür einen Pinsel; so können Sie die Menge viel besser dosieren.
- Finger weg von Fertigprodukten! Darin schlummern meist viele Fettvorräte. Auch mit Schokolade und fertigen Backwaren sollten Sie sich zurückhalten. Hin und wieder ein kleines Stückchen ist aber durchaus drin.

Letztlich ist alles erlaubt, jeder muss sein eigenes Maß finden. Es wird Ihnen sicher leichter fallen, wenn Sie anfangs genau die Kalorien abzählen, dann bekommen Sie schnell ein Gefühl dafür, dass es besser ist, eine Riesenschüssel Obstsalat zu essen, statt für dieselbe Menge Kalorien nur zwei Scheiben fetten Käse kauen zu dürfen. Mit dieser Einstellung und ein bisschen Kreativität zaubern Sie sich im Nu einen gesunden und schmackhaften Speiseplan.

Kohlenhydrat ist nicht gleich Kohlenhydrat

Lange galten Kohlenhydrate als ungeeignet für Patienten mit Diabetes. Zucker war von der Ernährung ausgeschlossen. Heute gibt es neue wissenschaftliche Erkenntnisse, die zu einem Umdenkprozess geführt haben.

TABU ZUCKER?

Das Zucker-Tabu ist in den letzten Jahren fallen gelassen worden. Das heißt zwar nicht, dass Sie jetzt getrost von morgens bis abends Pralinen und Rosinenschnecken essen dürfen, aber bis zu 50 g Haushaltszucker täglich sind durchaus erlaubt. Günstig ist es, wenn der Zucker in Form von zuckerhaltigen Speisen wie Schokolade, Milchreis oder auch Kuchen verzehrt wird und sich auf mehrere Mahlzeiten verteilt.

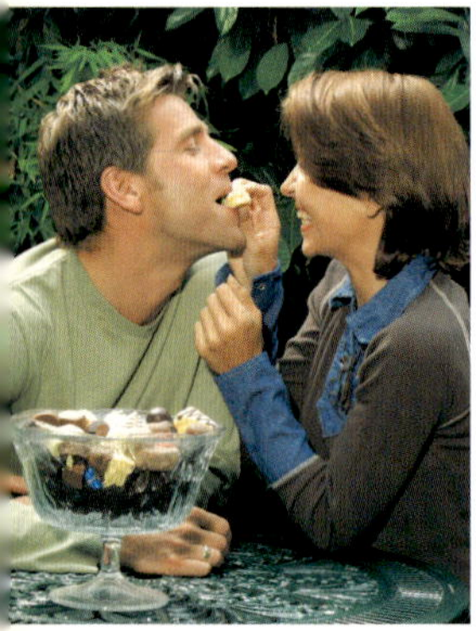

ZUCKER – DARAUF SOLLTEN SIE ACHTEN

- Essen Sie nicht mehr als 50 g Zucker pro Tag – insgesamt höchstens 10 % Ihrer täglichen Gesamt-Energieration.
- Den Zucker besser immer in „verpackter" Form – also als Schokolade oder Kuchen etc. (Vorsicht: Kalorienbombe!) – zu sich nehmen.
- Sie sollten die zuckerhaltigen Leckereien immer auf mehrere Portionen verteilen.

Lange Zeit galt, dass Patienten mit Diabetes statt Zucker besser auf Produkte mit Zuckeraustauschstoffen zurückgreifen sollten. Häufig wurde hierfür die Fruktose (Fruchtzucker) verwendet, die nur langsam von unserem Körper in Traubenzucker umgewandelt wird. Der Blutzuckerspiegel steigt durch Fruktose kaum an – aber immerhin hat dieser Zuckeraustauschstoff noch 4 kcal pro Gramm und ist daher ungeeignet, wenn Sie ein paar Pfunde verlieren möchten.

Weitere Zuckeraustauschstoffe sind die Zuckeralkohole wie Sorbit, Xylit oder Mannit. Auch sie sind kalorienreich (2,4 kcal/g), lassen aber den Blutzuckerspiegel kaum ansteigen. Nach zu starkem Verzehr – d. h. mehr als 10 bis 20 g pro Tag – kommt es allerdings schnell zu Blähungen und Durchfall. Produkte, die mit Zuckeralkoholen hergestellt sind, dürfen laut Gesetz den Aufdruck „zuckerfrei" tragen.

SÜSSEN MIT SÜSSSTOFFEN

Süßstoffe werden künstlich hergestellt und versüßen Speisen und Getränke bereits in geringer Menge fast kalorienfrei. Der geschmackliche Unterschied zum altbekannten Zucker ist minimal und der Genussfaktor deshalb sehr hoch. Da inzwischen auch die Gerüchte, dass künstliche Süßstoffe in größeren Mengen Krebs erzeugen, wissenschaftlich widerlegt sind, bietet sich hier eine echte Alternative zur Glukose. Die synthetischen Süßstoffe haben keinen Einfluss auf den Blutzucker und liefern auch fast keine Energie. In Deutschland sind folgende Süßstoffe zugelassen: Cyclamat, Saccharin, Acesulfam K, Aspartam, Thaumatin und Neohesperidin DC.

Um die ständig wiederkehrenden Diskussionen über die gesundheitsschädlichen Eigenschaften der künstlichen Süße abzuschließen, hat die Welt-

Kalorienfreie Süßstoffe	*Süßkraft im Vergleich zu Zucker in Prozent*	*Nummer in der Zutatenliste*	*Höchstmenge der Süßstofftabletten pro Tag (Person mit 75 kg)*
Acesulfam K	*130–200*	*E 950*	*56 Stück*
Aspartam	*200*	*E 951*	*167 Stück*
Cyclamat	*35*	*E 952*	*21 Stück*
Neohesperidin DC	*1800*	*E 959*	*nicht als Süßstoff erhältlich, wird oft verarbeitet, z. B. in Eis*
Saccharin	*300–500*	*E 954*	*75 Stück*
Thaumatin	*3000*	*E 957*	*Nur in Kombinationen im Handel*

gesundheitsorganisation (WHO) einen so genannten ADI-Wert (Acceptable Daily Intake – lebenslang unbedenklicher Tagesverzehr) festgelegt. Wenn Sie diese Tagesmengen nicht überschreiten, sind Süßstoffe für den Körper nach heutigem Wissensstand ungefährlich.

KOHLENHYDRATE TROTZ DIABETES?

Ein klares Ja. Bei einem Patienten mit Diabetes sind Kohlenhydrate nicht verboten. Allerdings haben auch Kohlenhydrate Kalorien. Wenn Sie viele Kohlenhydrate essen, werden Sie mehr Insulin benötigen. Bei Patienten, die noch mit Tabletten ausreichend behandelt sind, kann es sein, dass viele Kohlenhydrate in der Ernährung eine Insulintherapie notwendig machen. Nur: Kohlenhydrate sind nicht gleich Kohlenhydrate. Je nachdem, in welchem Lebensmittel sie stecken, wirken sie sich auch ganz unterschiedlich auf die Insulinausschüttung im Körper aus. Weißmehlprodukte oder Kuchen beispielsweise werden von unserem Verdauungssystem so schnell abgebaut, dass der Blutzuckerspiegel schnell und stark ansteigt. Andere Produkte wie Vollkornbrot, Gemüse oder Soja werden langsam und gleichmäßig vom Körper aufgenommen. Der darin enthaltene Traubenzucker (Glukose) verbleibt so länger auf einem gleichmäßigen Niveau im Blut.

Für den Patienten mit Diabetes kommt es bei der Auswahl der Kohlenhydrate also nicht, wie früher angenommen, auf die Menge, sondern auf die Auswirkungen der Kohlenhydrate auf den Blutzuckerspiegel an!

Für den Alltag heißt das: Treffen Sie die Auswahl überlegt. Besonders gut sind Obst, Gemüse, Getreide, Vollkornbrot oder Hülsenfrüchte.

ZWEI AUF EINEN STREICH

Viele kohlenhydrathaltige Lebensmittel sind zusätzlich reich an Ballaststoffen. Und Ballaststoffe sind für den Körper unersetzlich. Sie sind unverdaulich und werden daher nicht zur Energieverwertung herangezogen. Ballaststoffe regen die Darmtätigkeit an. Außerdem muss man auf Ballaststoffen länger herumkauen als auf anderen Lebensmitteln. Dadurch wird früher ein Sättigungsgefühl erreicht. Zum Abnehmen sind sie also sehr gut geeignet. Doch nicht jeder mag Vollkornprodukte oder Hülsenfrüchte, die ja bekanntlich sehr ballaststoffreich sind.

GLYKÄMISCHER INDEX

Um die guten und die schlechten Kohlenhydrate besser auseinander halten zu können, ist der glykämische Index (GI) nützlich. Er beschreibt die direkte

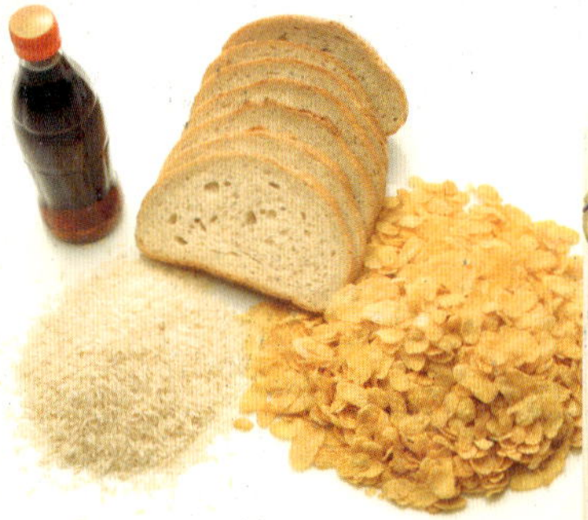

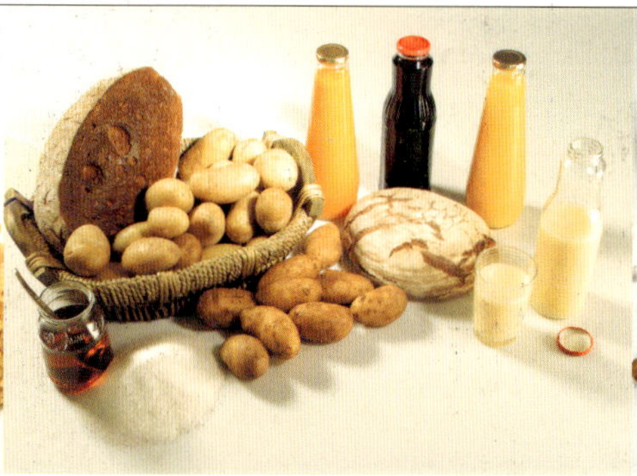

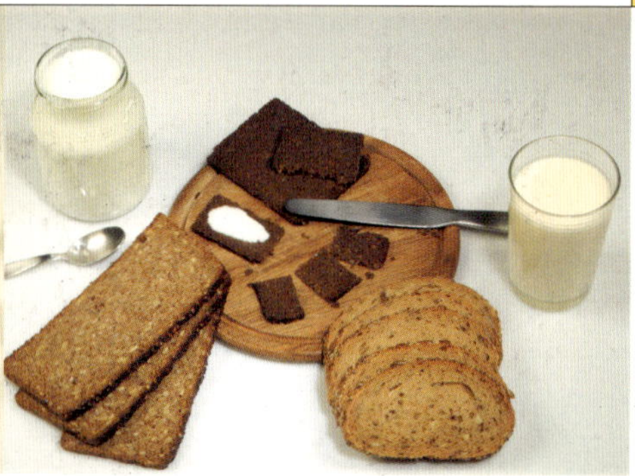

Wirkung der Lebensmittel auf den Blutzucker. Glukose hat einen GI von 100 Prozent.

- Lebensmittel, die einen raschen Anstieg des Blutzuckerspiegels bewirken, haben einen hohen GI und sind eigentlich nicht zu empfehlen. Dazu gehören beispielsweise Instant-Kartoffelpüree, Minutenreis, Weißbrot oder Cornflakes.
- Lebensmittel mit einem mittleren GI liegen zwischen 55 und 70 und sind nur in Maßen zu empfehlen. Wichtige Vertreter sind Graubrot, Salzkartoffeln, ungesüßte Obstsäfte, und auch Honig und Haushaltszucker gehören in diese Sparte.
- Lebensmittel, nach deren Genuss der Blutzuckerspiegel niedriger bleibt, haben einen recht kleinen glykämischen Index von unter 55. Sie sind für Patienten mit Diabetes sehr zu empfehlen. Dazu gehören unter anderem: Milch (möglichst mit niedriger Fettstufe), Joghurt, Brot aus ganzen Körnern, Obst, Nudeln aus Hartweizen, Hülsenfrüchte (Erbsen, Bohnen, Linsen) und Blattgemüse.

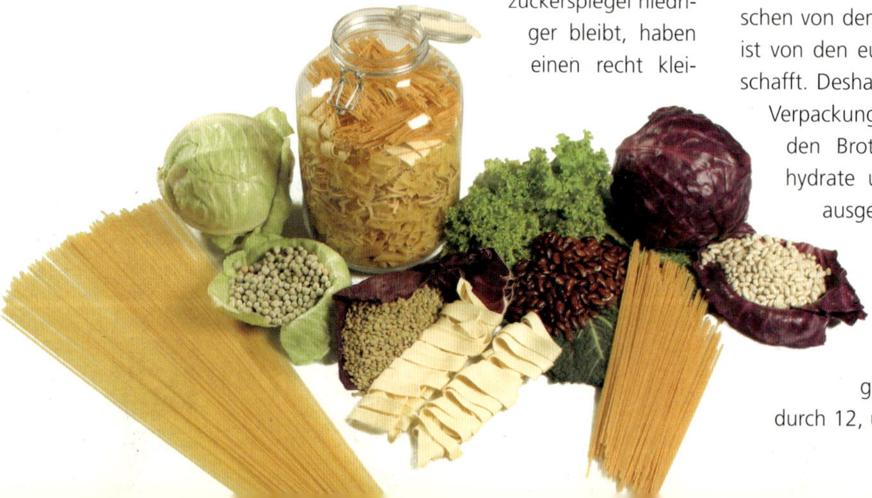

BERECHNUNGSEINHEITEN – BROTEINHEITEN SIND OUT

Mit der Erkenntnis, dass der Patient mit Diabetes viele Kohlenhydrate essen darf, relativieren sich einige „goldene Regeln" der Nahrungsberechnung des Zuckerkranken. Das Berechnen der Kohlenhydrate nach Broteinheiten (kurz BE genannt) wird inzwischen von den Experten nicht mehr verwendet und ist von den europäischen Behörden generell abgeschafft. Deshalb wird sich auch in Zukunft auf den Verpackungen im Handel keine Angabe mehr zu den Broteinheiten finden, lediglich Kohlenhydrate und Ballaststoffe werden in Gramm ausgewiesen.

12 Gramm Kohlenhydrate entsprechen 1 BE. Wenn Sie weiter in BE rechnen möchten, teilen Sie einfach die auf der Packung in Gramm angegebene Menge der Kohlenhydrate durch 12, um den BE-Gehalt zu ermitteln.

Milchprodukte und Co.

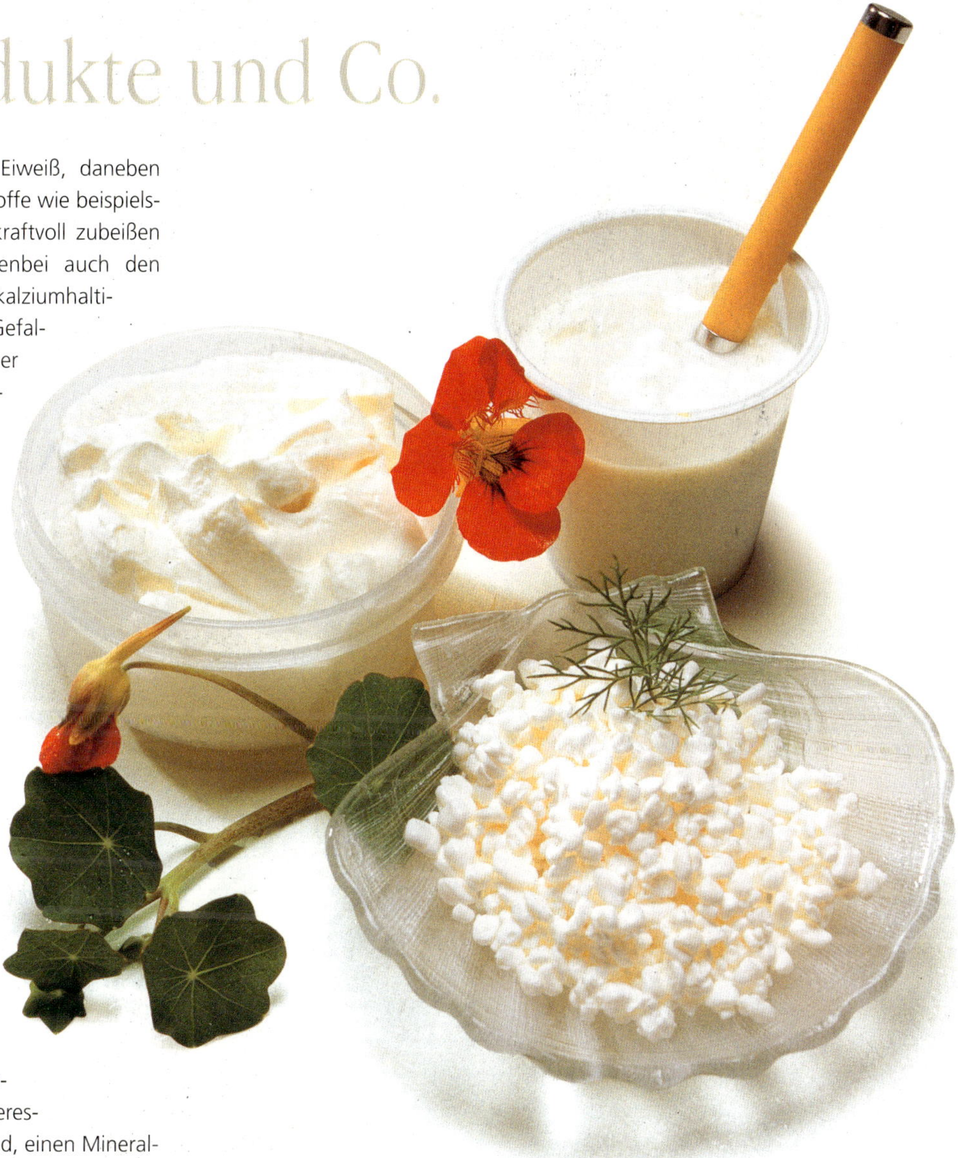

Milchprodukte enthalten viel Eiweiß, daneben Fett, Kohlenhydrate und Mineralstoffe wie beispielsweise Kalzium. Wer noch lange kraftvoll zubeißen will, tut den Zähnen und nebenbei auch den Knochen mit einer Extraportion kalziumhaltigem Milcheiweiß einen großen Gefallen. Natürlich gilt hier: Ein fettarmer Quark ist jederzeit dem hochprozentigen vorzuziehen. Dasselbe gilt für Joghurt und Milch. Generell kann man sagen, dass rund 20 Prozent des Tagesbedarfs eines Patienten mit Diabetes aus Eiweiß bezogen werden sollten. Besonders gut ist hier pflanzliches Eiweiß, denn es ist in der Regel fettarm. Zu Nahrungsmitteln mit einem hohen Anteil an pflanzlichen Eiweißen gehören Kartoffeln, Getreide, Hülsenfrüchte oder auch Soja. Käse, Fleisch und Wurst enthalten viel tierisches Fett und sollten in Maßen genossen werden.

FISCHERS FRITZE

Die gesunde Alternative zu Fleisch ist Fisch. Denn neben hochwertigem Eiweiß liefern die Meeresbewohner eine gehörige Portion Jod, einen Mineralstoff, der unentbehrlich für die Funktion der Schilddrüse und damit auch für viele Stoffwechselvorgänge im Körper ist. Bestimmte Seefischsorten wie Lachs, Makrele und Hering enthalten auch jede Menge Omega-3-Fettsäuren, die der Körper selbst nicht bilden kann. Sie schützen die Gefäße und halten das Blut flüssig.

Noch ein paar Gesundheitstipps ...

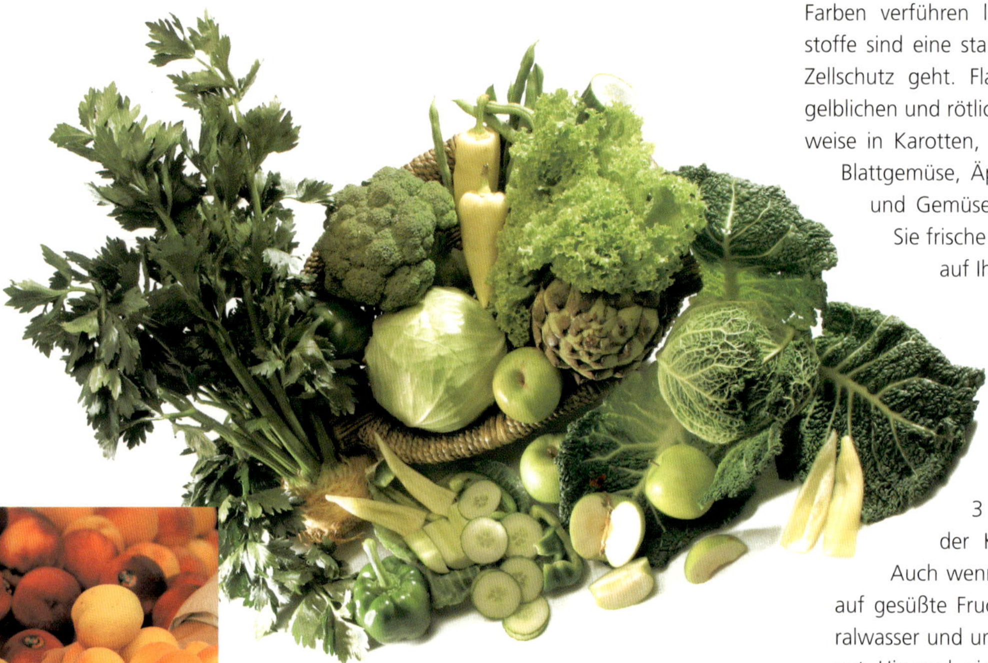

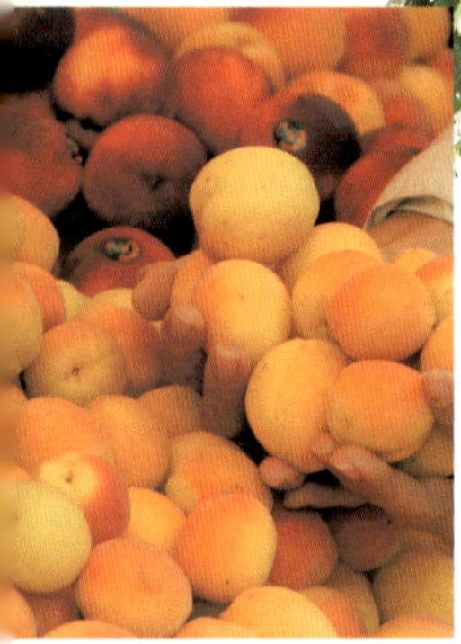

Viele Vitamine und Spurenelemente zu essen, das haben schon unsere Mütter gepredigt. Diese Empfehlung ist auch heute noch aktuell. Es sollte nicht immer Spinat sein, aber viel Frisches tut gut.

GRÜNZEUG AUF DEN TELLER

Obst und Gemüse – des einen Freud, des anderen Leid. Für viele wird eine Mahlzeit erst mit einem Stück Fleisch komplett. Hier heißt es umdenken, Obst und Gemüse sind das A und O auf Ihrem Speiseplan. Sie sind fettarm, vitamin- und mineralstoffreich und deswegen ein echtes Muss. Sie können sich beim Einkauf gerne von strahlenden Farben verführen lassen. Denn die Pflanzenfarbstoffe sind eine starke Armee, wenn's ums Thema Zellschutz geht. Flavonoide und Karotinoide, die gelblichen und rötlichen Naturfarben, sind beispielsweise in Karotten, Paprika, Tomaten, in Zwiebeln, Blattgemüse, Äpfeln und vielen anderen Obst- und Gemüsesorten zu finden. Also bringen Sie frische Farbe und knackige Gesundheit auf Ihren Teller.

EIN GLÄSCHEN IN EHREN

Sie sollen natürlich nicht nur richtig essen, sondern auch richtig trinken. Mindestens 2 bis 3 Liter am Tag sind nötig, damit der Körper gut durchgespült wird. Auch wenn's gut schmeckt, verzichten Sie auf gesüßte Fruchtsäfte und Limonaden. Mineralwasser und ungesüßter Tee sind besser geeignet. Hin und wieder lockt auch mal ein Schlückchen Wein oder Sekt. Hier gilt ganz klar: Das Maß macht's! Der Alkohol lässt Ihren Blutzuckerspiegel schnell in die Höhe schießen. Aber ein Gläschen trockener Wein hin und wieder schadet keinem. Ganz wichtig: Wenn Sie mit Insulin behandelt werden, genießen Sie Alkohol nur in Verbindung mit einer kohlenhydratreichen Speise. Denn auch wenn der Alkohol den Blutzuckerspiegel sofort schnell erhöht, sackt dieser danach meist deutlich wieder ab, und zwar oft noch Stunden später. Kohlenhydrate wie etwa in Brot, Reis oder Kartoffeln können eine Unterzuckerung abfangen, indem sie den Blutzuckerspiegel durch eine langsame, aber kontinuierliche Abgabe des Zuckers ans Blut ausgleichen.

Speck weg

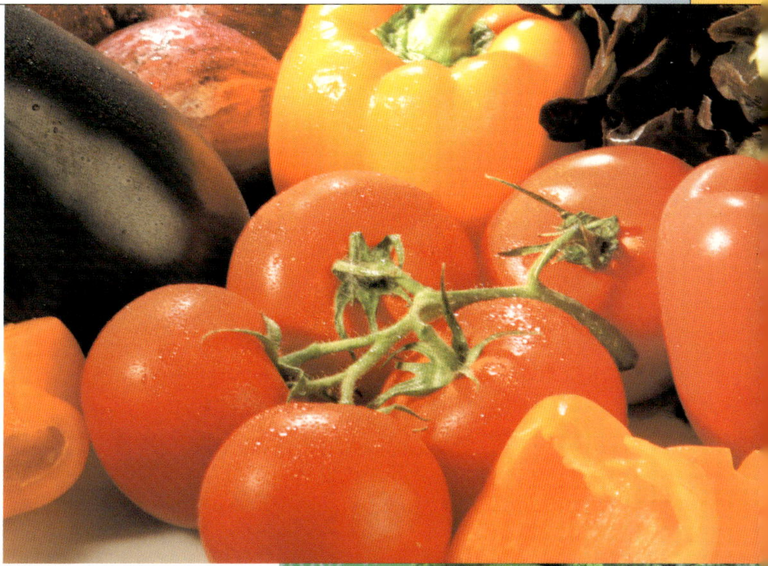

Ein paar Kilo weniger auf den Rippen verbessern den Gesundheitszustand vieler Patienten mit Diabetes. Denn die meisten bringen zu viel Gewicht auf die Waage, und jedes zusätzliche Gramm Fett braucht mehr Insulin.

BODY-MASS-INDEX

Übergewichtig oder nicht, das können Sie ganz leicht herausfinden. Mit dem Body-Mass-Index, abgekürzt ***BMI***, wird die Körpermasse errechnet. Die folgende Formel liefert eine Auskunft über die Körpermasse:

$$\text{BMI} = \frac{\text{Gewicht (kg)}}{\text{Größe x Größe (m)}}$$

$$\text{Beispiel} = \frac{75}{1{,}80 \times 1{,}80}$$

Der errechnete BMI-Wert liegt hier bei 23,15. Patienten mit Diabetes, die einen Wert zwischen 19 und 25 erreichen, sind normalgewichtig, müssen also nicht abspecken und auch keine Kalorien zählen. Wenn Sie die Ernährungsempfehlungen berücksichtigen, können Sie alles essen.

Ab einem BMI-Wert von 25 ist man leicht übergewichtig, ab einem BMI von 30 ist man deutlich zu dick, vor allem wenn ein zusätzliches Gesundheitsrisiko durch den Diabetes vorliegt.

Jetzt nicht in Panik verfallen. Nichts essen ist keine Lösung. Hungerkuren haben auf lange Sicht keinen Erfolg. Sie sollten langfristig versuchen, durch eine Ernährungsumstellung abzunehmen (z. B. 1 bis 2 Kilo pro Monat). Lassen Sie den Alkohol weg, geizen Sie mit dem Fett und vor allem bewegen Sie sich mehr. Liegt der BMI über 35, lassen Sie sich von Ihrem Arzt beraten. Sie benötigen eine individuell ausgearbeitete Diät, die Ihnen hilft, Ihr Körpergewicht wieder in den Griff zu bekommen. Aber auch in Ihrem Fall gilt, nicht verzweifeln, mit festem Willen bekommen Sie das hin. Das Wichtigste ist jetzt aber: keine Experimente. Besprechen Sie alles mit Ihrem Arzt und lassen Sie sich von ihm unterstützen.

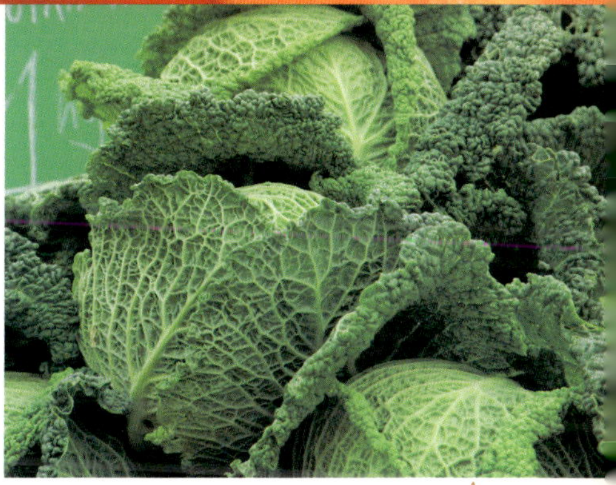

TIPPS UND TRICKS ZUM ABSPECKEN

Der richtige Einkauf ist die Voraussetzung für eine kalorienreduzierte Lebensweise. Denn nur was in Ihrem Einkaufskorb landet, ziert später Ihren Teller. Also seien Sie vor sich selbst auf der Hut. Damit's nicht so schwer fällt, hier ein paar kleine Tricks, um den Griff ins falsche Regal zu vermeiden.

- Gehen Sie nie mit Hunger einkaufen, sonst haben Sie alle guten Vorsätze spätestens bei den Kuchenregalen über Bord geworfen.
- Seien Sie vorsichtig mit Fertigprodukten, darin lauern versteckte Fette im Überfluss.
- Achten Sie auf viel Frischkost, bei Obst und frischem Gemüse können Sie ruhig beherzt zugreifen.
- An der Wurst- und Käsetheke müssen Sie mit Argusaugen auf den Fettgehalt achten: Käse nur unter 45 % Fett in der Trockenmasse kaufen. Stichwort Wurst: Erlaubt ist ab und zu ein magerer Schinken.
- Dasselbe gilt bei der Fleischauswahl, auch hier kommen nur magere Produkte infrage (z. B. Puten- oder Hähnchenfleisch).
- Magerquark statt Sahnequark, und schon haben Sie auch den Test an der Kühltheke bestanden.

DIÄTEN FÜR PATIENTEN MIT DIABETES

Ob's nun die Hollywood-Diät, Nudel-Diät oder die Eiweiß-Diät ist, alle haben eigentlich nur eins zur Folge: einen Jo-Jo-Effekt. Selbst wenn man es schafft, damit ein wenig Gewicht zu verlieren, hat man es nicht geschafft, die Ernährung grundsätzlich zu ändern, was langfristig gesehen wesentlich wichtiger ist. Schließlich will man ja nicht sein ganzes Leben die Atkins-Diät machen. Für Patienten mit Diabetes sind Diäten, bei denen nur spezielle Lebensmittel gegessen werden dürfen, sowieso nicht tauglich. Also sparen Sie sich die frustrierende Diätmühe.

Ausgewogen und fettreduziert, das ist das Wichtigste für den Patienten mit Diabetes, gerade wenn er übergewichtig ist: eine kalorienreduzierte Mischkost, bei der fast alles außer Fett erlaubt ist. So liegen Sie genau richtig! Wenn diese Art zu kochen und zu essen Ihnen in Fleisch und Blut übergegangen ist, können Sie wieder ganz normal leben. Denn mit ein bisschen Kreativität wird's auch schmackhaft ohne viel Fett. Um Sie ein bisschen auf den Geschmack zu bringen, haben wir einige Rezepte für Sie herausgesucht – kosten und genießen Sie.

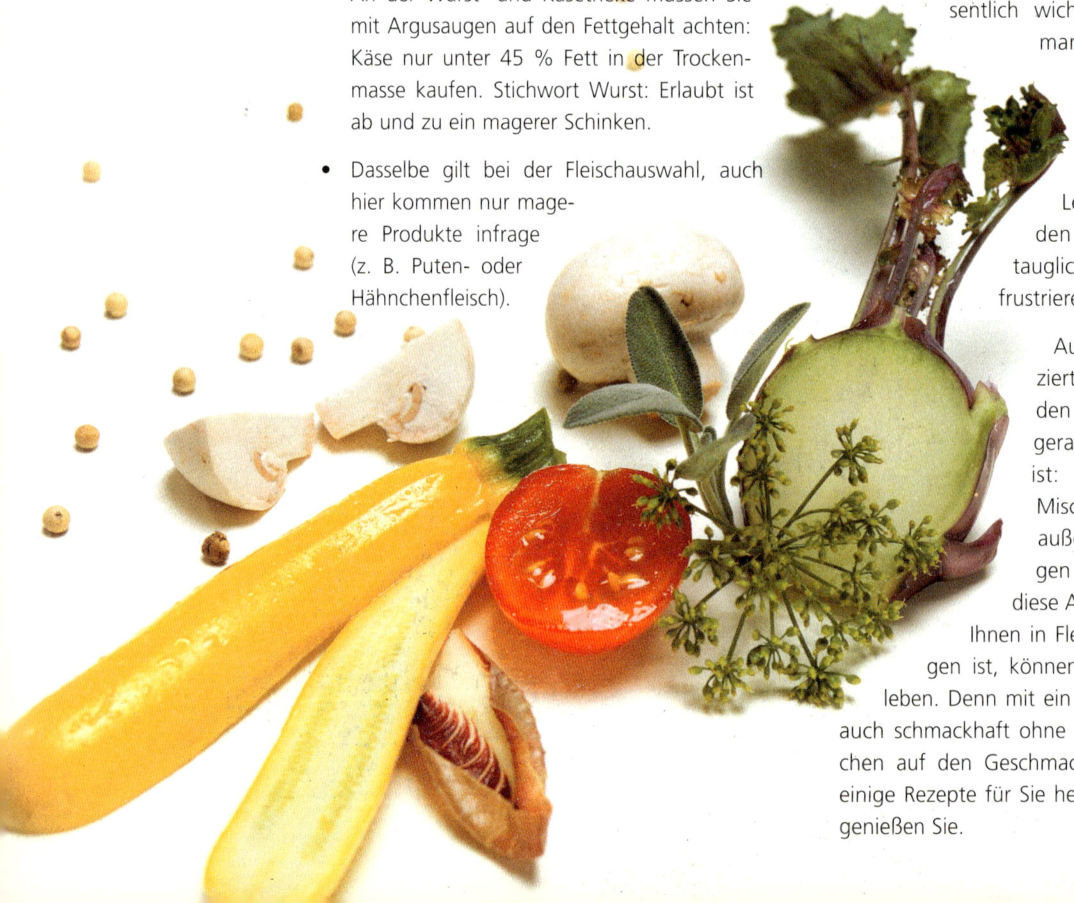

Diabetiker-Küche

Vorspeisensalat

GEBRATENER KARTOFFELSALAT MIT CHICORÉE UND PEPERONI

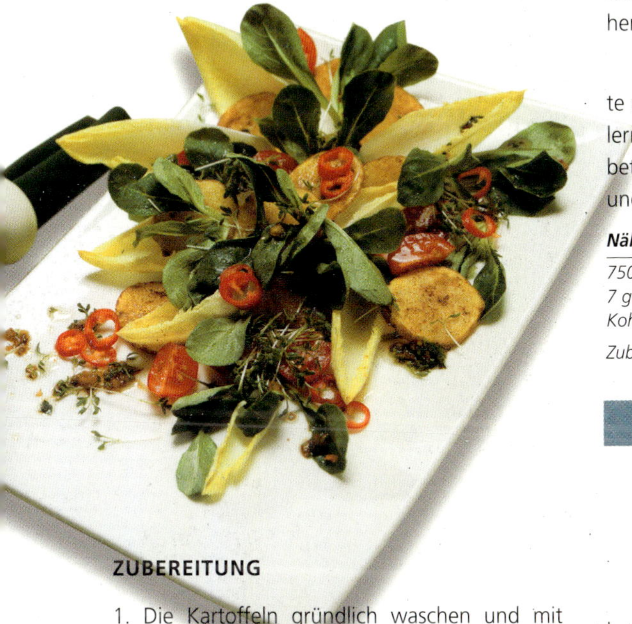

ZUBEREITUNG

1. Die Kartoffeln gründlich waschen und mit Schale in dünne Scheiben schneiden. In einer beschichteten Pfanne wenig Rapsöl erhitzen. Die Kartoffelscheiben mit Kräutersalz würzen und von beiden Seiten knusprig braten. Die Scheiben herausnehmen und auf Küchenkrepp entfetten.

2. Die Zwiebel abziehen und fein hacken. Kräuter waschen, trockenschütteln und ebenfalls fein hacken. Chicorée und Feldsalat verlesen, kalt waschen und trockenschleudern. Die Kirschtomaten waschen, Stielansatz herausschneiden und vierteln.

3. Die Kresse abschneiden, waschen und trockenschütteln. Die Peperoni waschen und in dünne Scheibchen schneiden. Aus den vorbereiteten Zwiebeln, den Kräutern, Balsamico-Essig, Jodsalz, Pfeffer und Olivenöl ein Dressing rühren und herzhaft abschmecken.

4. Die Kartoffelscheiben, die Salate und die Tomaten dekorativ auf Tellern anrichten und mit dem Dressing beträufeln. Zum Schluss die Kresse und die Peperoni darüber verteilen.

Nährwerte pro Portion

750 kJ/180 kcal; 5 g Eiweiß, 6 g Fett, 7 g Ballaststoffe, 0 mg Cholesterin, 22 g Kohlenhydrate, 2 BE

Zubereitungszeit: 35–40 Minuten

KARTOFFELSALAT MIT CHICORÉE   *Für 2 Portionen*
2 Kartoffeln, 1/2 TL Rapsöl
Kräutersalz (Gewürzsalz, Pfeffer)
1 Zwiebel, 1 Kräuterbund (Basilikum, Petersilie, Schnittlauch)
2 Chicorée, 80 g Feldsalat
8 Kirschtomaten
1/2 Schale Kresse, 1 rote Peperoni
2 EL Balsamico-Essig, Jodsalz
1 EL natives Olivenöl

Suppe

KRÄUTERSCHAUMSUPPE MIT DINKELGRIESSKLÖSSCHEN

ZUBEREITUNG

1. Für die Klößchen die Milch in einem Topf aufkochen lassen. Mit Jodsalz, wenig Pfeffer und Muskat würzen. Den Grieß unter ständigem Rühren rasch dazugeben und so lange bei mittlerer Hitze weiterrühren, bis sich die Masse vom Topfboden löst.

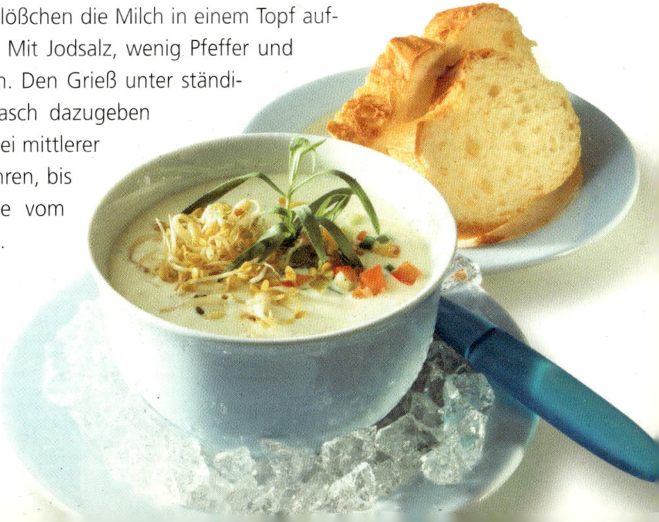

2. Die Grießmasse in eine Schüssel umfüllen, das Ei hinzufügen, unterrühren und mit Jodsalz und Pfeffer würzen. Kleine Klößchen formen und in leicht kochendem Salzwasser etwa 8 Minuten garziehen lassen. Die Radieschen waschen und raspeln.

3. Die Kräuter waschen, Blättchen abzupfen und kleinhacken. Die Zwiebel abziehen und in kleine Würfel schneiden. Das Mohnöl in einem Topf erhitzen, Zwiebeln zufügen und leicht andünsten. Mehl darüberstreuen und unter ständigem Rühren mit der Gemüsebrühe aufgießen.

4. Die Kräuter zugeben, aufkochen lassen und die Suppe mit einem Pürierstab schaumig aufmixen. Die Suppe mit Jodsalz, Pfeffer und frisch geriebener Muskatnuss abschmecken und sofort in vorgewärmte Suppenteller verteilen. Die Klößchen hineinsetzen und mit Kresse und Radieschenraspeln bestreuen.

Nährwerte pro Portion

635 kJ/152 kcal, 6 g Eiweiß, 4 g Fett, 2 g Ballaststoffe, 54 mg Cholesterin, 20 g Kohlenhydrate, 2 BE

Zubereitungszeit: 30 Minuten

SUPPE

Für 4 Portionen

150 ml fettarme Milch
Jodsalz, Pfeffer
frisch geriebene Muskatnuss
80 g Dinkelgrieß, 1 Ei
4 Radieschen, 1 Kräuterbund (Petersilie, Dill, Kerbel, Estragon, Liebstöckel)
1 Zwiebel, 1 EL Mohnöl (Reformhaus)
1 EL Mehl Type 405
600 ml Gemüsebrühe
2 EL frische Kresse

Hauptgericht 1

SPITZKOHL GEFÜLLT MIT HÄHNCHENBRUST, DAZU MÖHRCHEN UND KARTOFFELPÜREE

ZUBEREITUNG

1. Kartoffeln waschen und mit Schale in Salzwasser mit wenig Kümmel garen. Abschütten, ausdampfen lassen, pellen und durch die Kartoffelpresse in eine Schüssel drücken. Die Milch erhitzen und nach und nach mit einem Schneebesen unter die Kartoffeln rühren. Das Püree mit Jodsalz, Pfeffer und Muskat abschmecken und warm stellen.

SPITZKOHL MIT HÄHNCHENBRUST

Für 2 Portionen

300 g Kartoffeln
Jodsalz, 1/2 TL Kümmel
100 ml fettarme Milch
Pfeffer, frisch geriebene Muskatnuss
6 junge Möhrchen mit Grün
4 Lauchzwiebeln, 8 Spitzkohlblätter
220 g Hähnchenbrust (ohne Haut)
100 g Paprikaschoten (rot, gelb)
1 TL Maiskeimöl, 80 g Magerquark
Dill und Rauke zum Garnieren

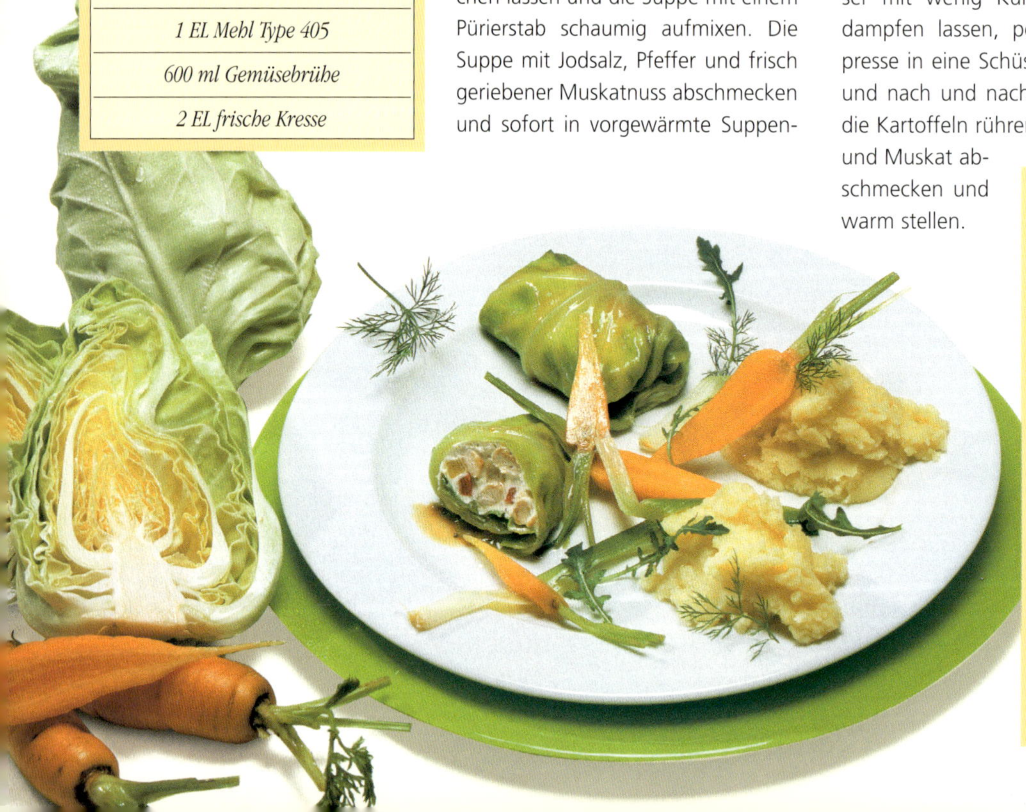

2. Die Möhrchen putzen und schälen, Lauchzwiebeln putzen und beides der Länge nach halbieren. Die Spitzkohlblätter kalt abbrausen und in reichlich kochendem Salzwasser erhitzen. Herausnehmen, kalt abschrecken und auf einem Küchentuch trocknen.

3. Nun die Möhrchen und die Lauchzwiebeln darin bissfest garen und herausnehmen. Die Hähnchenbrust in Streifen schneiden. Paprikaschoten putzen und ebenfalls in Streifen schneiden. Eine beschichtete Pfanne mit Maiskeimöl erhitzen und die Hähnchenbruststreifen sowie die Paprikaschoten darin braten. Mit Jodsalz und Pfeffer würzen.

4. Je zwei Spitzkohlblätter aufeinander legen und mit Magerquark bestreichen. Darauf Hähnchenbrust und Paprika verteilen, einrollen und in die Pfanne setzen. Mit wenig Wasser angießen, Möhrchen und Lauchzwiebeln zufügen und erhitzen. Kartoffelpüree anrichten, Spitzkohl, Möhrchen und Lauchzwiebeln dazugeben und mit Dill und etwas Rauke garnieren.

Nährwerte pro Portion

1739 kJ/416 kcal, 38 g Eiweiß,
6 g Fett, 11 g Ballaststoffe,
61 mg Cholesterin,
44 g Kohlenhydrate,
4 BE

Zubereitungszeit:
45 Minuten

Hauptgericht 2

LACHSTRANCHEN AUF LINSEN-KARTOFFELSALAT

ZUBEREITUNG

1. Für den Salat etwa 1/2 Liter Salzwasser zum Kochen bringen. Berglinsen hineingeben und 10 Minuten kochen lassen. Nun die roten Linsen hinzugeben, durchrühren und die Linsenmischung in weiteren 15 bis 20 Minuten fertig garen. Die Linsen in ein Sieb abschütten, kalt abbrausen und abtropfen lassen.

2. Inzwischen die Kartoffeln gründlich waschen und mit Schale in Salzwasser mit etwas Kümmel bissfest kochen. Abschütten, ausdampfen lassen und in Scheiben schnei-

LACHSTRANCHEN

Für 2 Portionen

Jodsalz
50 g Berglinsen (Reformhaus)
50 g rote Linsen, 300 g Kartoffeln
1/2 TL Kümmel, 1 EL Weißweinessig
Pfeffer aus der Mühle, 1 EL Rapsöl
50 ml Mineralwasser
1 Bund Rukola, 1 Bund Radieschen
360 g Lachsfilet, 1/2 TL Olivenöl
1 unbehandelte Zitrone

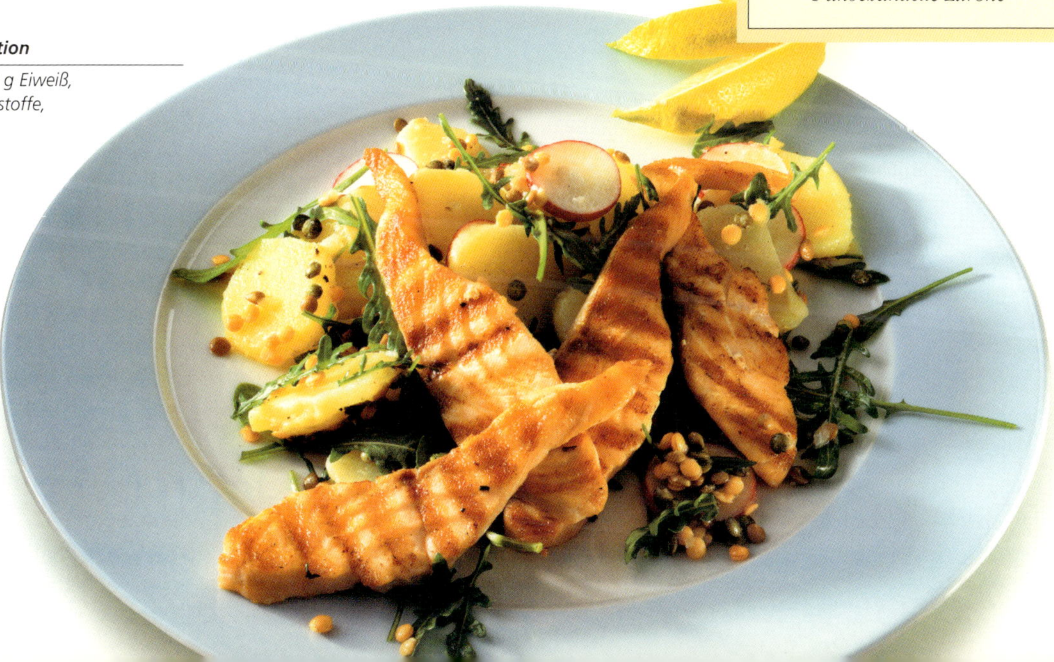

den. Aus Weißweinessig, Jodsalz, Pfeffer aus der Mühle, Rapsöl und 50 ml Mineralwasser ein pikantes Dressing rühren.

3. Die Kartoffelscheiben und die Linsen in das Dressing geben, durchrühren und etwa 15 Minuten ziehen lassen. Inzwischen Rukola verlesen, waschen und hinzugeben. Die Radieschen putzen, waschen, in dünne Scheibchen schneiden und ebenfalls zum Salat geben. Den Salat durchmengen und nochmals abschmecken.

4. Das Lachsfilet kalt abbrausen, trockentupfen und in 8 Scheiben (Tranchen) schneiden. Mit Jodsalz und Pfeffer würzen, leicht mit Olivenöl bestreichen und in einer heißen beschichteten Pfanne oder auf einem Grill von beiden Seiten braten bzw. grillen. Den Salat auf Tellern anrichten und die Lachstranchen daraufgeben. Die Zitrone heiß abwaschen, in Spalten schneiden und dazureichen.

Nährwerte pro Portion

1964 kJ/470 kcal, 36 g Eiweiß, 9 g Fett, 10 g Ballaststoffe, 88 mg Cholesterin, 48 g Kohlenhydrate, 4 BE

Zubereitungszeit: 45 Minuten, 15 Minuten Marinierzeit

Dessert

KIRSCHSORBET MIT KÖSTLICHEN BEEREN

ZUBEREITUNG

1. Die Kirschen waschen, entkernen und einige davon zum Garnieren beiseite legen. Die übrigen Kirschen mit dem Kirschsaft, dem Fruchtzucker und dem Zitronensaft in einen Mixbecher geben und fein pürieren.

2. Das Ganze in einen Messbecher geben und mit so viel Mineralwasser auffüllen, dass Sie 1/2 Liter Grundmasse erhalten. Diese in einer Sorbetiere oder Eismaschine nach Herstellerangaben frieren. Dieser Vorgang dauert etwa 15 bis 25 Minuten, je nach Leistung Ihres Gerätes.

3. Inzwischen die Himbeeren und die Heidelbeeren waschen. Erdbeeren abbrausen, putzen und klein schneiden. Johannisbeeren waschen und von den Rispen perlen. Die Beeren in eine Schüssel geben und mit dem Honig marinieren.

4. Die Beeren in Gläser aufteilen und mit Sekt auffüllen. Das Sorbet mit einem Dessertportionierer abstechen und daraufsetzen. Mit den zurückgelegten Kirschen und je einem Zweig Pfefferminze garnieren.

Nährwerte pro Portion

606 kJ/145 kcal, 1 g Eiweiß, 0 g Fett, 3 g Ballaststoffe, 0 mg Cholesterin, 24 g Kohlenhydrate, 2 BE

Zubereitungszeit: 15 Minuten, Kühlzeit etwa 25 Minuten

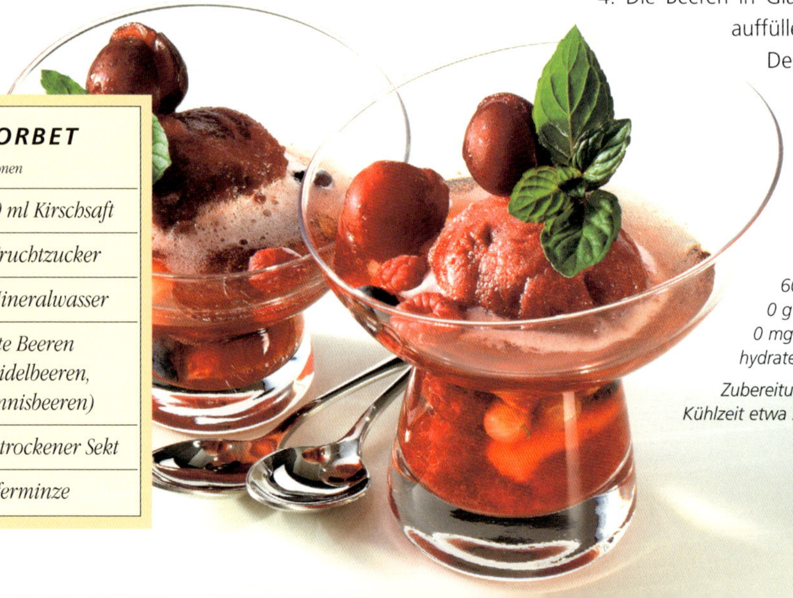

KIRSCHSORBET

Für 4 Portionen

- *200 g Kirschen, 250 ml Kirschsaft*
- *1 EL Diabetiker-Fruchtzucker*
- *Saft 1/2 Zitrone, Mineralwasser*
- *200 g gemischte Beeren (Himbeeren, Heidelbeeren, Erdbeeren, Johannisbeeren)*
- *1 TL Honig, 200 ml trockener Sekt*
- *4 Zweige Pfefferminze*

Das Behandlungsteam – Sie und Ihr Arzt

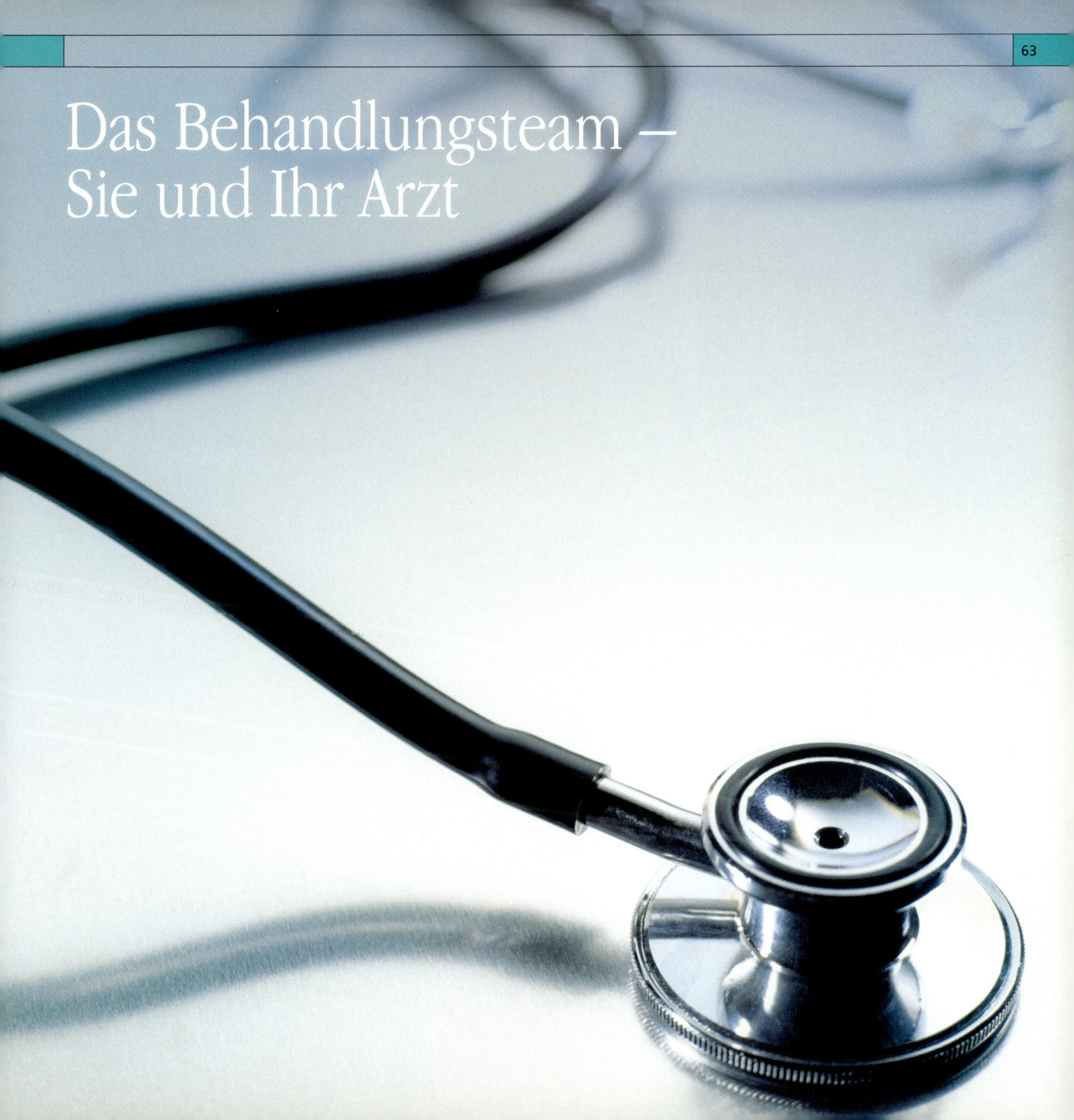

DMP – Vorteile für Patient und Arzt

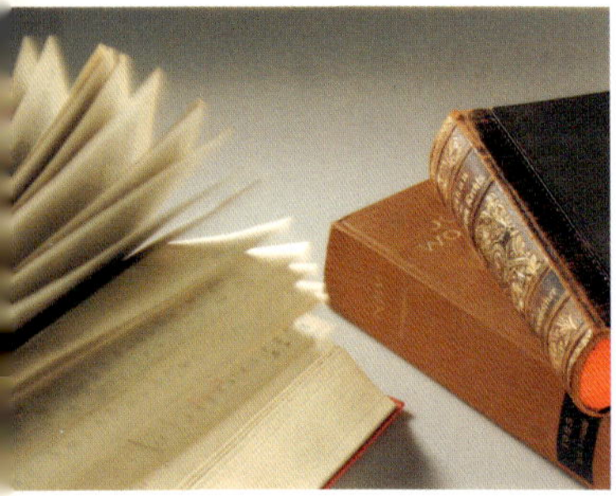

Diabetes Typ 2 ist eine der Erkrankungen, die nur wirksam behandelt werden können, wenn Sie und Ihr Arzt „gemeinsam an einem Strang ziehen". Voraussetzung hierfür ist, dass Sie über Ihre Erkrankung gut informiert sind, die Diagnose- und Therapiemöglichkeiten verstehen und die mit Ihrem Hausarzt erarbeiteten Behandlungsmaßnahmen konsequent umsetzen. Für diese verantwortungsvolle Aufgabe gibt es jetzt Unterstützung durch ein neues Gesetz, das für chronische Krankheiten – wie auch Diabetes mellitus Typ 2 – umfassende Behandlungsprogramme vorsieht. „Disease-Management-Programme", kurz DMP, auch Programme für chronisch Kranke genannt, binden sowohl den Arzt als auch den Patienten gleichermaßen in die Therapieverantwortung ein. Das hat Vorteile sowohl für Sie als auch für Ihren Arzt.

MEHR GESUNDHEIT DURCH DMP

Auslöser für die Schaffung von DMPs war, dass in Deutschland – wie auch in anderen Ländern – die Behandlung von Patienten mit chronischen Krankheiten nicht immer optimal ist. Denn solche Patienten benötigen eine dauerhafte intensive und vorausschauende Krankheitsbetreuung. Beispiel Diabetes: Sind der Blutzucker gut eingestellt und auch die Begleiterkrankungen wie Bluthochdruck und Fettstoffwechselstörungen gut behandelt, dann kommt es sehr selten zu schweren Komplikationen. Darunter fällt beispielsweise ein Nierenversagen mit der Notwendigkeit für die regelmäßige Dialyse oder die Erblindung durch diabetische Augenkrankheiten. Diese Folgen können durch eine konsequente Behandlung meist vermieden werden. Das spiegelt sich auch in den Krankheitskosten für unser Gesundheitssystem wider: Ein Patient mit Diabetes ohne Komplikationen verursacht jährlich Kosten von etwa 1.700 Euro – ein Patient mit Diabetes mit Organkomplikationen hingegen kommt im Durchschnitt auf stolze 3.300 bis 5.500 Euro. Viel wichtiger ist allerdings der Effekt für die betroffenen Patienten: Die Komplikationen werden deutlich reduziert. Im Klartext: Es kommt seltener zu den schlimmen Folgen wie Herzinfarkt, Schlaganfall, Nierenschädigungen, Augenschädigungen oder Fußamputationen. So konnte in unserem Nachbarland Schweiz durch ein Diabetiker-Programm die Anzahl der Fußamputationen um 87 Prozent vermindert werden.

Mit den Programmen für chronisch Kranke kann daher für Sie als Patient eine deutliche Verbesserung der Versorgung erwartet werden.

DAS NEUE GESETZ: SEHR KONKRET

Die Ursachen für die Unterversorgung von Patienten mit Diabetes sind vielfältig. Besondere Bedeutung hat oft das mangelhafte Krankheits-Management. Die Programme für chronisch Kranke sollen hier Abhilfe schaffen – und das ganz schnell. In fast allen Regionen Deutschlands werden bereits Diabetes-Patienten in die Programme für chronisch Kranke eingeschlossen. Voraussetzung hierfür sind vertragliche Vereinbarungen der Krankenkassen mit den behandelnden Ärzten oder kassenärztlichen Vereinigungen. Fragen Sie doch einfach nach – entweder bei Ihrem Arzt oder Ihrer Krankenkasse –, ob die neuen Disease-Management-Programme auch für Sie schon möglich sind. Auf jeden Fall finden Sie in unserem Patienten-Handbuch alle Informationen darüber, was Sie und Ihren Hausarzt bei diesem neuen Modell des Diabetes-Managements erwartet.

Die Teilnahmebedingungen

Für die Aufnahme in ein DMP müssen verschiedene Kriterien erfüllt sein. Grundvoraussetzung ist das Vorliegen eines Typ-2-Diabetes – hierfür ist entweder die Diagnose entscheidend oder aber ob Sie schon länger Diabetes-Medikamente einnehmen. Außerdem muss klar sein, dass Sie sich aktiv an der Behandlung Ihrer Krankheit beteiligen. Sie sollten also grundsätzlich bereit sein, die Lebensstiländerungen umzusetzen, die Sie in Ihrer Diabetes-Schulung gelernt haben, um Ihren Blutzucker selbst in den Griff bekommen zu können. Außerdem gehören regelmäßige Arztbesuche, die Teilnahme an einem Schulungs- und Behandlungsprogramm sowie die Untersuchung auf eventuell bestehende Komplikationen oder Folgeerkrankungen zu den Voraussetzungen einer Teilnahme. Ein weiteres Kriterium ist, dass Sie von einem Programm für chronisch Kranke auch tatsächlich profitieren können – das richtet sich ganz nach dem bei Ihnen individuell vorliegenden Krankheitsbild.

Hier noch einmal die Vorteile für Sie auf einen Blick:

- ***regelmäßige Untersuchung von wichtigen Risiken***
- ***strukturierte Therapie mit erwiesenermaßen wirksamen Medikamenten***
- ***breites Angebot von Schulungs- und Behandlungsprogrammen***
- ***Einbeziehung von qualitätsgesicherten Einrichtungen bei Auftreten von Folge- und Begleiterkrankungen***
- ***Sicherstellung der jährlichen augenärztlichen Kontrolle***
- ***Vereinbarung von individuellen Therapiezielen vor dem Hintergrund des individuellen Risikos***

ALLER ANFANG: DIE DIAGNOSE

In ein DMP können Sie dann aufgenommen werden, wenn bei Ihnen die Diagnose Typ-2-Diabetes feststeht. Hierfür gibt es ganz eindeutig definierte Symptome und Befunde (siehe Textkasten auf S. 66). Ihr Arzt wird Sie über die Inhalte und die Ziele des Diabetes-Programms unterrichten. Für die Teilnahme an einem DMP fehlt dann noch Ihr schriftliches Einverständnis.

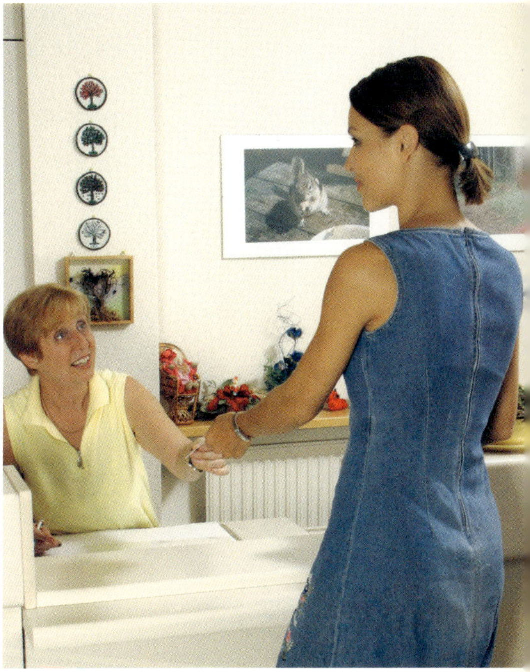

IHR WISSEN UND IHRE VERANTWORTUNG

Die DMPs richten sich nach den wissenschaftlich anerkannten allgemeinen Behandlungsprinzipien für den Diabetes. Durch die Programme gibt es konkrete Versorgungsaufträge für die Behandlung. Neben den medizinischen Leistungen stehen den Patienten der Programme für chronisch Kranke auch unterstützende Leistungen zu, die von der Krankenkasse angeboten werden. Dieses Plus an Behandlungsqualität bringt aber auch einen gewissen Grad an Pflichten und Selbstverantwortung mit sich. Wenn

Sie bei einem DMP mitmachen, dann heißt das, dass Sie ggf. zustimmen, sich über Ihre Krankheit in speziellen Schulungs- und Behandlungsprogrammen zu informieren. Diese Schulungen beziehen sich ganz konkret darauf, wie und wann Sie Ihre Medikamente einnehmen, wie Sie bei Stoffwechselentgleisungen (z. B. Hypoglykämie) reagieren sollten, wie Sie Ihren Blutzucker und Ihren Blutdruck selbst kontrollieren, wann Sie ärztliche Hilfe in Anspruch nehmen müssen und wie Sie Ihre Ernährung gestalten (siehe Seite 40). Sie lernen bei diesem Training also sehr genau, wie Sie mit Ihrer Krankheit am besten umgehen. Umfangreiche Schulungsunterlagen bekommen Sie mit nach Hause, so dass Sie bei Bedarf immer nachlesen können. Das A und O dabei: das, was Sie in den Schulungen gelernt haben, möglichst konsequent im täglichen Leben umzusetzen!

Wo Sie die Schulung durchführen können, sagt Ihnen Ihr behandelnder Arzt. Sollten Sie eine Schulung mit Ihrem Arzt vereinbart haben, gibt's Folgendes zu beachten: Sagen Sie die Schulungen immer wieder ab, dann sieht das Gesetz vor, dass Sie an dem Programm für chronisch Kranke nicht weiter teilnehmen dürfen. Denn: Ohne ausreichendes Wissen können Sie natürlich auch schlecht Ihre Krankheit selbst gut in den Griff bekommen.

Ein weiteres Ausschlusskriterium ist die wiederholte Absage von Terminen bei Ihrem Arzt. Verständlich, denn natürlich sind Gespräche mit Ihrem Hausarzt und die medizinische Therapiebegleitung wesentliche Bestandteile der DMPs. Nur so kann eine Minderversorgung Ihrer Krankheit früh erkannt und ggf. effektiv gegengesteuert werden.

Die Diagnose Diabetes mellitus gilt als sicher, wenn folgende Kriterien vorhanden sind:

***A** Vorliegen von typischen Diabetes-Symptomen wie unerklärliche Gewichtsabnahme, vermehrter Durst, häufigeres Wasserlassen u. a. sowie zusätzlich eine Erhöhung der Blutzuckerwerte (Nüchtern-Glukose im Plasma mehr als 7,0 mmol/l [entspricht 126 mg/dl] oder Nicht-Nüchtern-Glukose im Plasma über 11,1 mmol/l [entspricht 200 mg/dl]) oder*

***B** Fehlen typischer Diabetes-Symptome:*

- *zweimaliges Auftreten von Nüchtern-Glukose im Plasma über einem Wert von 7,0 mmol/l (entspricht 126 mg/dl),*
- *mindestens zweimaliger Nachweis von Nicht-Nüchtern-Glukose im Plasma über 11,1 mmol/l (entspricht 200 mg/dl) oder*
- *Vorhandensein von Blutzuckerwerten über 11,1 mmol/l (entspricht 200 mg/dl), gemessen zwei Stunden nach Trinken einer Zuckerlösung (oraler Glukose-Belastungs-Test)*

***C** vorliegende Therapie mit diabetesspezifischen, blutzuckersenkenden Medikamenten*

Die Zuordnung zum Typ-2-Diabetes und die Abgrenzung gegenüber anderen Diabetesformen trifft Ihr Hausarzt. Menschen mit Typ-1-Diabetes, Diabetes in der Schwangerschaft (Gestationsdiabetes) und andere Diabetesformen werden nicht in die Disease-Management-Programme Diabetes mellitus Typ 2 aufgenommen.

Dokumentation des Krankheitsverlaufs

Ihr Arzt wird zunächst Ihre Befunde und verschiedene andere wichtige Punkte in einer so genannten Erstdokumentation notieren. Damit bekommt er einen Eindruck, wie stark bei Ihnen der Blutzucker verändert ist, ob bei Ihnen bereits Folgeerkrankungen oder deren Anfangsstadien vorhanden sind und welche Therapie für Sie die richtige ist. Die meisten Befunde werden auch in den Folgeuntersuchungen zur Verlaufskontrolle erhoben (siehe unten). Damit Sie wissen, was Ihr Arzt bei Ihnen dokumentiert, haben wir Ihnen auf den nächsten Seiten eine Tabelle zusammengestellt. Die Erläuterungen helfen Ihnen, schnell einzuschätzen, warum bestimmte Befunde erhoben werden.

Was dokumentiert wird	***Bedeutung***	***Mehr Informationen in diesem Buch***
DMP-Fallnummer	*erleichtert die Verwaltung Ihrer Patientenakte*	*keine*
Blutzuckerwert	*Blutzucker wird im Blut oder Plasma bestimmt (nüchtern, Glukose-Toleranz-Test oder Gelegenheits-Blutzucker) – wichtig zur Bestätigung der Diagnose und zur Einschätzung, wie stark Ihr Blutzucker verändert ist.*	*S. 33* *S. 42*
Diabetes-typische Symptome	*Symptome wie Durst, unerklärliche Gewichstabnahme, Heißhunger oder vermehrtes Wasserlassen geben Aufschluss darüber, wie stark bei Ihnen die Stoffwechselveränderung ist, und bestätigen die Diagnose.*	*S. 32*
Diabetes bereits bekannt?	*für die Einschätzung, ob Sie sich mit Ihrer Erkrankung bereits auskennen, wie lange Sie sich behandeln und ob Sie gut mit der Behandlung zurechtkommen*	*keine*
Insulingabe	*Hier fragt Ihr Arzt, ob Sie bereits Insulin verwenden, wenn ja, welche Form, und wie Sie es anwenden.*	*S. 38*
Andere Diabetes-Medikamente (Sulfonylharnstoffe, Glitazone, Biguanide, Glucosidasehemmer)	*Unbedingt wissen muss Ihr Arzt, welche Medikamente Sie seit wann nehmen oder genommen haben, welche Sie wegen Nebenwirkungen absetzen mussten und mit welchen Sie gut zurechtkamen oder -kommen.*	*S. 37*
Größe	*benötigt Ihr Arzt zur Bestimmung, ob Sie eventuell übergewichtig sind*	*keine*
Gewicht	*benötigt Ihr Arzt zur Berechnung des BMI*	*keine*

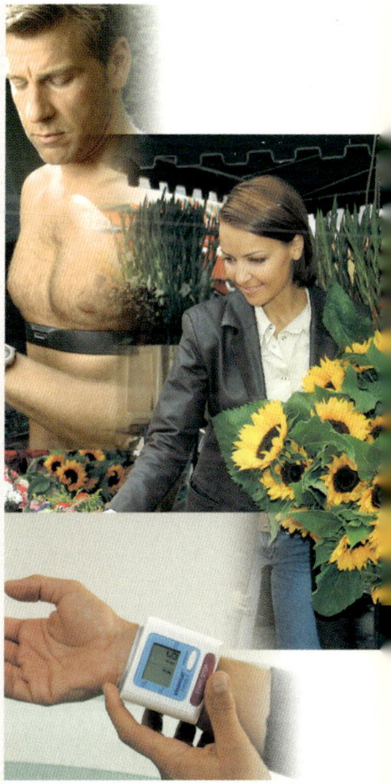

Was dokumentiert wird	***Bedeutung***	***Mehr Informationen in diesem Buch***
BMI	*Der BMI (Body-Mass-Index) gibt an, ob Sie Übergewicht haben. Ihr Arzt kann aufgrund dieses Wertes mit Ihnen besprechen, ob Sie eventuell Gewicht reduzieren sollten.*	*S. 29* *S. 57*
Raucherstatus	*Rauchen ist ein Risikofaktor für die Atherosklerose. Ob Sie rauchen oder nicht, spielt daher eine Rolle, in welche Risikogruppe Sie einzuordnen sind, von welcher Therapie Sie am besten profitieren.*	*S. 13* *S. 29*
Begleit- oder Folgeerkrankungen	*Alle sonstigen Krankheiten oder Symptome, die außer den Diabetessymptomen vorhanden sind (etwa Bluthochdruck, Herzinfarkt etc.), sollten Sie Ihrem Arzt mitteilen. Das ist wesentlich für die Entscheidung, welche Therapie für Sie infrage kommt und ob eventuell auch weitere Erkrankungen (z. B. Bluthochdruck) behandelt werden müssen.*	*S. 13*
Peripherer Pulsstatus	*Bei Diabetes werden als Folgen vor allem die Gefäße in Mitleidenschaft gezogen. Anhand Ihres Pulses gewinnt Ihr Arzt einen ersten Eindruck, wie es um Ihre Gefäßgesundheit steht. Außerdem sind durch diesen Parameter Rückschlüsse auf das Risiko für die Entwicklung eines diabetischen Fußes möglich.*	*S. 19*
Sensibilitätsprüfung	*Mit dieser Untersuchung stellt Ihr Arzt fest, ob durch den Diabetes bereits Ihre Nerven in Mitleidenschaft gezogen wurden.*	*S. 19*
Fußinspektion	*Diabetes kann zu infizierten Wunden an den Füßen führen. Ist das bei Ihnen der Fall, wird Ihr Arzt eine entsprechende Behandlung einleiten.*	*S. 19*
Blutdruck	*Der Blutdruck ist ein weiterer Risikofaktor für die Arteriosklerose. Die Messung erfolgt in der Praxis Ihres Arztes. Für die Blutdruckmessung ist es erforderlich, dass man sich etwas Zeit nimmt, damit korrekte Werte herauskommen. Vor der eigentlichen Messung sollte man unbedingt fünf Minuten ruhig sitzen. Zur Überprüfung der Werte sollte immer am linken und rechten Arm gemessen werden. Erhöhter Blutdruck liegt dann vor, wenn die Werte bei zwei unterschiedlichen Messungen über dem Normalwert liegen (über 140/90 mmHg). Bei erhöhten Werten erfolgt eine entsprechende Therapie.*	*S. 22*
Mikroalbuminurie	*Hierbei werden die Eiweißwerte in Ihrem Urin gemessen. Sind sie erhöht, dann liegt ein Verdacht auf eine Nierenfunktionsstörung vor.*	*S. 15* *S. 24*
HbA_{1C}	*Der glykosylierte rote Blutfarbstoff zeigt an, wie hoch der Blutzucker durchschnittlich in den letzten 8 bis 12 Wochen war.*	*S. 34* *S. 42*

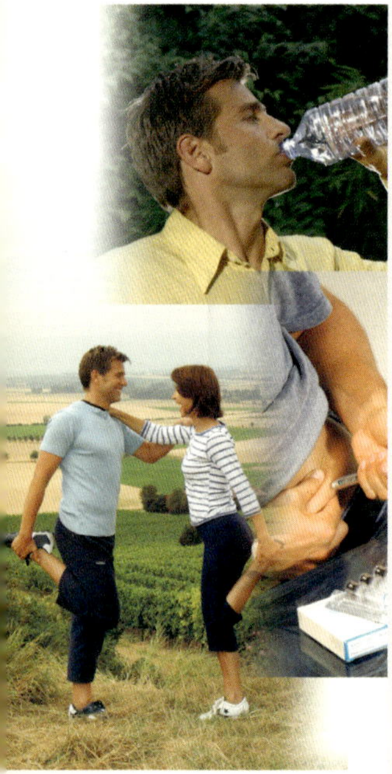

Was dokumentiert wird	Bedeutung	Mehr Informationen in diesem Buch
LDL, Gesamt-Cholesterin	Das LDL-Cholesterin ist ein wesentlicher Faktor, der die Entstehung von Atherosklerose begünstigt. Bei erhöhten Werten sollte gegengesteuert werden.	S. 27 S. 34
Funduskopie	Bei der Funduskopie wird Ihr Augenhintergrund auf diabetesbedingte Veränderungen untersucht.	S. 15
Notfallbehandlung	Ihr Arzt notiert, wie oft Sie im vergangenen Jahr notfallmäßig wegen Blutzuckerentgleisungen oder anderer Diabetes-Folgekrankheiten behandelt wurden. Dies bezieht sich auf Notfallbehandlungen, die nicht im Krankenhaus durchgeführt wurden. Ihr Arzt erhält so eine Einschätzung, ob Sie öfter zu starken Schwankungen im Blutzucker neigen bzw. wie gut Ihre Behandlung eingestellt ist.	keine
Krankenhausaufenthalt	Bei diesem Punkt dokumentiert Ihr Arzt, wie oft Sie im vergangenen Jahr wegen Blutzuckerentgleisungen oder anderer Diabetes-Folgekrankheiten im Krankenhaus behandelt wurden.	S. 44
Lasertherapie	Teilen Sie Ihrem Arzt mit, ob bei Ihnen bereits eine Laserbehandlung des Auges durchgeführt wurde. Diese Information ist wichtig für die Einschätzung Ihres Risikos zur Entwicklung von Folgekrankheiten.	S. 16
Medikamente zur Senkung des Cholesterinwerts	Berichten Sie Ihrem Arzt, ob Sie bereits eine Therapie zur Senkung des Cholesterinwerts durchführen. Das ist wichtig für die Zusammenstellung Ihrer individuellen Therapie.	S. 28
Blutdruckmedikamente	Teilen Sie Ihrem Arzt bitte ebenfalls mit, ob und, wenn ja, welche Medikamente Sie zur Blutdruckeinstellung einnehmen.	S. 23
Diabetes-Schulung	Die Diabetes-Schulung ist elementarer Bestandteil für Ihr Krankheitsmanagement. Es wird dokumentiert, wann Sie die Schulung durchführen bzw. durchgeführt haben.	S. 40
Hypertonie-Schulung	Einer der wichtigsten Kofaktoren bei der Entstehung von diabetischen Folgeerkrankungen ist der Bluthochdruck. Neben einer Diabetes-Schulung empfiehlt sich daher eine spezielle Bluthochdruck-Schulung, damit Sie Ihren Bluthochdruck gut selbst kontrollieren können. Das Datum der Schulung wird notiert.	S. 24
Raucherentwöhnung	Falls Sie rauchen, wird Ihr Arzt Ihnen wahrscheinlich empfehlen, das Rauchen aufzugeben, und mit Ihnen die verschiedenen Methoden der Raucherentwöhnung besprechen.	S. 13 S. 19

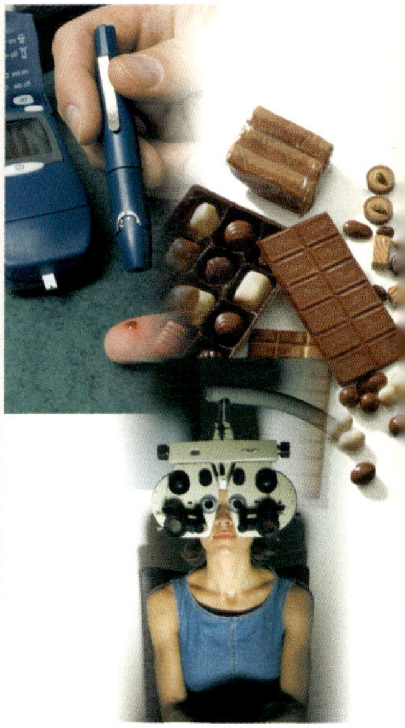

Der Behandlungsplan

Gemeinsam mit Ihrem Hausarzt besprechen Sie die anstehende Behandlungsstrategie. Das betrifft sowohl die Einnahme von Medikamenten als auch die vielfältigen Möglichkeiten der Lebensstiländerung – ob Sie etwa von mehr Sport profitieren, das Rauchen aufgeben oder Übergewicht reduzieren sollten (siehe S. 50 f.). Der Arzt legt mit Ihnen gemeinsam die Termine für die Diabetes-Schulungen und eventuell auch zusätzlich für entsprechende Bluthochdruck-Schulungen fest. Notieren Sie sich unbedingt diese Termine, damit Sie sie nicht vergessen. Hierfür eignet sich am besten Ihr Gesundheits-Pass Diabetes.

Die Ziele

Folgende Ziele sollten Sie mit dem Programm für chronisch Kranke erreichen, z. B.:

- ***Reduktion der diabetestypischen Symptome (vermehrte Harnausscheidung, vermehrter Durst, Abgeschlagenheit u. a.),***
- ***Verminderung des erhöhten Herz-Kreislauf-Risikos und Vermeidung der dadurch entstehenden schweren Folgen wie Nierenfunktionsstörungen oder Augenerkrankungen,***
- ***Vermeidung des diabetischen Fußes.***

Auch die weiteren Arzttermine legen Sie gemeinsam mit Ihrem Arzt fest, denn regelmäßige Arztbesuche gehören auf jeden Fall zu Ihrem Behandlungsprogramm. Je nach dem bei Ihnen vorliegenden Risikoprofil gibt es eine bestimmte Mindestbesuchsanzahl (zum Beispiel alle drei Monate).

ZIELE DEFINIEREN

Anhand der erhobenen Befunde erkennt Ihr Arzt, wie Ihr Diabetes optimal behandelt werden kann und ob Begleiterkrankungen vorliegen, die ebenfalls einer Therapie bedürfen. Gemeinsam mit Ihnen legt er die Therapieziele fest. Das heißt, dass Sie selbst mitbestimmen können, was für Sie erreichbar ist. Ein Beispiel: Ihr Diabetes muss mit oralen Antidiabetika behandelt werden. Um Ihr Risiko für Herz-Kreislauf-Erkrankungen aber deutlich zu beeinflussen, müssten Sie zusätzlich Ihren Blutdruck senken. Sie besprechen dann gemeinsam mit Ihrem Arzt, wie Sie den Bluthochdruck reduzieren und auch wann Sie in etwa den neuen Zielblutdruck erreichen können. Bei Ihrem nächsten Arztbesuch wird dann überprüft, ob die durchgeführten Maßnahmen erfolgreich waren. Und wenn nicht, was man noch verbessern könnte. So werden Sie Ihr eigener Gesundheitsmanager und können aktiv dazu beitragen, Ihre Lebensqualität zu erhöhen.

Noch ein kleiner Tipp: Stecken Sie die Ziele nicht zu hoch. Fangen Sie lieber klein an. Denn auch in kleinen Schritten kommt man zum Erfolg.

Da der Erfolg Ihrer Behandlung mit verschiedenen Befunden belegt werden kann, werden diese bei den folgenden Arztbesuchen untersucht und festgehalten. Das betrifft den Blutzucker, gemessen am HbA_{1c}-Wert, als Ausdruck eines gut eingestellten Blutzuckerspiegels sowie vor allem den Blutdruck und regelmäßig den Cholesterinwert.

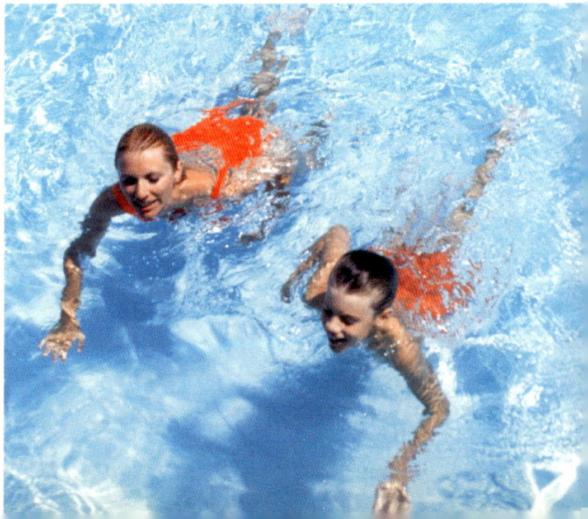

Wie wird behandelt?

Generell richtet sich die Behandlung nach dem bei Ihnen individuell vorliegenden Krankheitsbild. Bei Typ-2-Diabetes wird zuerst versucht, Ihren Blutzucker mit Lebensstiländerungen in den Griff zu bekommen. Hierzu gehören eine Ernährungsumstellung (nach eingehender Ernährungsberatung; siehe auch S. 48), der Verzicht auf das Rauchen, die Reduktion von Übergewicht und vermehrte körperliche Aktivität. Kann Ihr Blutzucker trotz dieser Maßnahmen nicht kontrolliert werden, dann wird Ihr Arzt Sie medikamentös behandeln. Als Medikamente kommen dabei vorrangig Insulin, Sulfonylharnstoffe und Metformin infrage. Werden Sie bereits seit längerem mit anderen Substanzen behandelt und kommen damit gut zurecht, dann kann diese Behandlung auch beibehalten werden. Ist Ihr HbA_{1c}-Wert zu hoch, dann spricht das für einen öfter erhöhten Blutzucker.

RISIKO HERZ UND KREISLAUF

Bei Menschen mit Typ-2-Diabetes ist die Reduktion des Herz-Kreislauf-Risikos vorrangig, da sie besonders häufig von Veränderungen der großen Gefäße (Atherosklerose) betroffen sind. Die wichtigste Maßnahme ist dabei die Blutdrucksenkung, wenn Sie einen zu hohen Blutdruck haben. In speziellen Hypertoniker-Schulungen lernen Sie, wie Sie auch ohne Medikamente Ihren Blutdruck in den Griff bekommen können. Schaffen Sie das mit diesen Lebensstiländerungen nicht (siehe Kapitel „Noch mehr Risiken …"), dann kommen auch hier blutdrucksenkende Medikamente infrage (siehe S. 23). Gleiches gilt für die Fettstoffwechselstörung, bei der ebenfalls vorerst eine Normalisierung durch Ernährungsumstellung und Sport erreicht werden soll. Gelingt dies nicht, dann werden Sie wahrscheinlich mit cholesterinsenkenden Substanzen behandelt (siehe S. 28).

VORGEHEN BEI FOLGEERKRANKUNGEN

Eine der Gefahren für Typ-2-Diabetiker ist die Entwicklung einer Nierenschädigung, vor allem bei den Patienten, die bereits Schädigungen an kleinen Blutgefäßen haben (Patienten mit diabetischer Augenkrankheit). Man geht davon aus, dass etwa ein Zehntel der Patienten mit diabetischen Augenerkrankungen bereits kleinere Nierenschädigungen haben, die wiederum bei etwa einem Zehntel der davon Betroffenen zu einem Nierenversagen führen können. Daher ist es bei Patienten mit Diabetes unbedingt erforderlich, zu kontrollieren, ob die Nieren noch voll funktionsfähig sind. Ein dringender Verdacht auf Nierenschädigungen liegt dann vor, wenn Sie eine diabetische Augenerkrankung und zusätzlich erhöhte Eiweißwerte im Urin haben. Das Programm für chronisch Kranke sieht deshalb auch vor, dass bei Patienten mit diabetischer Augenerkrankung einmal im Jahr der Eiweißwert im Urin gemessen werden muss. Haben diese Untersuchungen erhöhte Werte erbracht, dann werden Sie an entsprechend qualifizierte Ärzte oder Einrichtungen überwiesen, damit Sie die optimale Diagnostik und Therapie erhalten.

Zur Früherkennung von diabetesbedingten Augenschäden führt Ihr Augenarzt bei Ihnen einmal pro Jahr eine genaue Untersuchung Ihrer Netzhaut durch. Ist bei Ihnen eine Schädigung vorhanden, dann wird so früh wie möglich effektiv behandelt – etwa mit einer Lasertherapie.

Als weitere mögliche Folge von Diabetes kann auch eine Nervenschädigung entstehen. Ob dies der

Fall ist, stellt Ihr Arzt mit so genannten Sensibilitätstests fest. Wenn diese Untersuchungen bei Ihnen eine Beeinträchtigung der Nervenfunktion anzeigen oder wenn gar Nervenschmerzen auftreten, dann stehen heute neben schmerzlindernden Therapien verschiedene wirksame Medikamente (z. B. Amitriptylin, Carbamazepin) für die Behandlung zur Verfügung. Außerdem wird Ihre Blutzuckereinstellung nochmals genauestens überprüft und eventuell intensiviert. Weitere Untersuchungen beim Facharzt werden nötig, wenn die Nervenschädigung auch die Funktion innerer Organe beeinträchtigt (z. B. Blasenentleerungsstörungen, Magenentleerungsstörungen oder Beeinträchtigungen der Herzfunktion).

Dann geht es zum Spezialisten

- ***Untersuchung des Auges einmal jährlich durch einen Augenarzt***
- ***bei Verdacht auf eine Nierenfunktionsstörung (Augenveränderung und Eiweißausscheidung im Urin) Vorstellung beim Nephrologen oder in einer diabetologisch spezialisierten Einrichtung***
- ***Wenn der Zielblutdruck nicht innerhalb eines halben Jahres erreicht wird, dann werden Sie einem auf Hypertoniebehandlung spezialisierten Facharzt vorgestellt.***
- ***Sollten Sie Ihren individuellen HbA_{1c}-Wert nicht innerhalb eines halben Jahres erreichen, überweist Ihr Hausarzt Sie an eine diabetologische Schwerpunktpraxis oder eine diabetologisch spezialisierte Einrichtung.***
- ***bei einer bestehenden oder geplanten Schwangerschaft***
- ***Haben Sie Veränderungen an Ihren Füßen oder haben Sie ein hohes Risiko, solche Veränderungen zu entwickeln, dann wird Ihr Arzt Sie an eine auf die Behandlung des diabetischen Fußes spezialisierte Einrichtung überweisen.***

Und schließlich wird auch Ihren Füßen mindestens einmal jährlich eine genaue Inspektion zuteil. Hierzu gehört nochmals eine Sensibilitätsprüfung, die genaue Untersuchung, ob Wunden oder Infektionen vorliegen, ob Ihre Schuhe zu sehr drücken und ob der Puls Ihrer Blutgefäße an den Beinen und Füßen normal ist. Hat Ihr Hausarzt nach diesen eingehenden Untersuchungen den Verdacht, dass sich bei Ihnen ein diabetisches Fußsyndrom entwickeln könnte, dann wird er Sie an eine auf diese Erkrankung spezialisierte Einrichtung überweisen.

Der Vorteil einer fortlaufenden und strukturierten Behandlung besteht auch darin, rechtzeitig Gefahren und Risiken zu erkennen. Dies kann u. a. bei nicht ausreichender Blutdrucksenkung, Nichterreichen des vereinbarten HbA_{1c}-Wertes oder Auftreten von Fußsyndromen der Fall sein. Dann besteht die Aufgabe des Hausarztes darin, den Patienten an die nächsthöhere Versorgungsebene, zum Beispiel in eine diabetologische Schwerpunkt-Praxis, zu überweisen.

EINWEISUNG IN EIN KRANKENHAUS

Eine Einweisung in ein Krankenhaus ist natürlich bei jedem Notfall und auch bei bedrohlichen Entgleisungen des Stoffwechsels erforderlich. Spezielle Situationen, wie nächtliche Unterzuckerungen oder Nicht-Wahrnehmen von Unterzuckerungen können Krankenhausaufenthalte notwendig machen. Aber auch bei einem infizierten diabetischen Fuß ist unbedingt eine Krankenhausbehandlung erforderlich. Ihr Arzt wird Sie in diesem Fall an eine entsprechend spezialisierte Einrichtung überweisen.

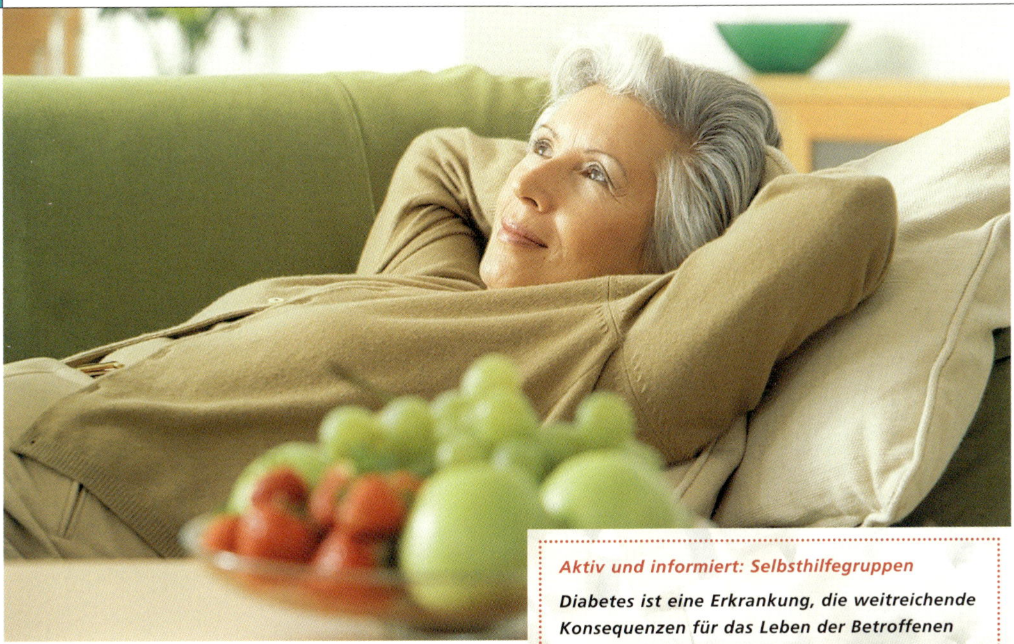

Aktiv und informiert: Selbsthilfegruppen

Diabetes ist eine Erkrankung, die weitreichende Konsequenzen für das Leben der Betroffenen hat. Das gesamte soziale Leben, die Ausübung des Berufs, die Freizeitaktivitäten, die Rente etc. können beeinflusst werden.

Aktive Unterstützung in allen Lebensfragen bieten hier die über 850 Selbsthilfegruppen des Deutschen Diabetiker Bundes. Weitere Informationen erhalten Sie unter:

Telefon: (05 61) 7 03 47 70
Fax: (05 61) 7 03 47 71
Internet: www.diabetikerbund.de

Über die Einweisung in ein Krankenhaus muss Ihr Arzt immer individuell entscheiden. Bei folgenden Konstellationen ist die Notwendigkeit eines Klinikaufenthaltes zu prüfen:

- bei schwer einstellbarem Diabetes und vorgesehener Insulinbehandlung, wenn diese ambulant nicht vorgenommen werden kann,
- bei wiederholten Unterzuckerungen, die ambulant nicht vermieden werden können,
- vor Operationen (komplizierter Fälle),
- bei Vorliegen eines diabetischen Fußsyndroms ab einem gewissen Schweregrad (in dafür spezialisierte Einrichtungen).

Wenn Sie bereits Folgeerkrankungen des Diabetes haben, dann ist es manchmal sehr sinnvoll, dass Sie zusätzlich eine Reha-Behandlung erhalten. Was im Einzelnen für Sie infrage kommt, besprechen Sie gemeinsam mit Ihrem Arzt.

Ihr Hausarzt ist darüber hinaus auch Ihr Ansprechpartner für alle Probleme psychischer Art, die sich aus Ihrer Erkrankung ergeben. Sprechen Sie vertrauensvoll mit ihm, wenn Sie Ängste haben, soziale Einschränkungen fürchten oder öfter depressive Verstimmungen erleben. Sie werden ein offenes Ohr finden und können dann gemeinsam mit Ihrem Arzt entscheiden, ob zum Beispiel eine psychotherapeutische Behandlung oder eine Einweisung in eine Diabetes-Klinik mit spezieller Expertise für Sie sinnvoll wäre.

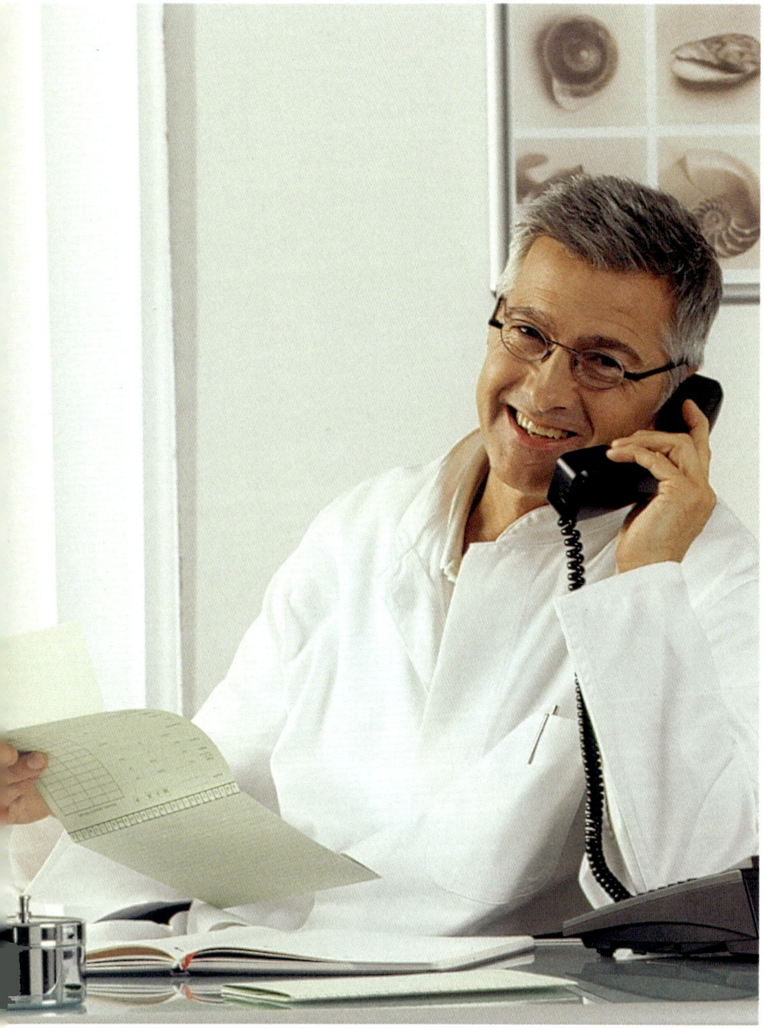

KONTINUIERLICHE BETREUUNG

Sie bilden mit Ihrem Arzt ein enges Behandlungsteam. Erfolge und Misserfolge Ihrer gemeinsamen Behandlungsstrategie werden bei den Arztterminen möglichst genau analysiert und Lösungsmöglichkeiten gesucht. Das heißt: Zeigen Sie Ihre selbstgemessenen Blutzucker- oder Blutdruckwerte bei Ihrem nächsten Arzttermin. Sind die Zielwerte noch nicht erreicht, besprechen Sie, woran das liegen könnte und was Sie stattdessen unternehmen können, um die Ziele zu erreichen. Vielleicht brauchen Sie nur noch etwas mehr Zeit. Wenn Sie aber die ersten Vorgaben schon geschafft haben, dann können Sie mit Ihrem Arzt natürlich auch über eine Anpassung der Zielwerte nachdenken. Regelmäßige Arztbesuche sind ein wesentlicher Bestandteil der Programme für chronisch Kranke.

Ihr Arzt wird sich bei den Folgeuntersuchungen auf die bislang dokumentierten Werte beziehen und die festgestellten Parameter vergleichen (Gewicht/Übergewicht, Raucherstatus, diabetesbedingte Symptome, Pulsstatus, Sensibilitätsprüfung, Fußinspektion, Blutdruck, Eiweiß im Urin, HbA_{1c}, LDL, Gesamt-Cholesterin, Augenuntersuchung). Besonderes Augenmerk richtet sich bei den Folgeuntersuchungen aber vor allem auf neu aufgetretene Symptome oder Erkrankungen sowie auf eventuell erfolgte Krankenhaus- oder Notfallbehandlungen. Das zeigt Ihrem Arzt genau, ob die festgelegte Therapiestrategie tatsächlich die richtige ist. Außerdem wird wiederum überprüft, welche Medikamente Sie in dieser Zeit einnehmen. Nicht alle Untersuchungen werden in einem Zeitintervall von drei Monaten durchgeführt, Augenuntersuchungen sind zum Beispiel nur einmal jährlich erforderlich.

Die Programme für chronisch Kranke haben den entscheidenden Vorteil, dass Sie und Ihr Arzt bei jedem Termin die Behandlungsstrategie genau überdenken. Es gibt also keine Behandlung nach „Schema F“, sondern immer eine an Ihre Bedürfnisse und Symptome angepasste Therapie.

Glossar – die wichtigsten Fachausdrücke

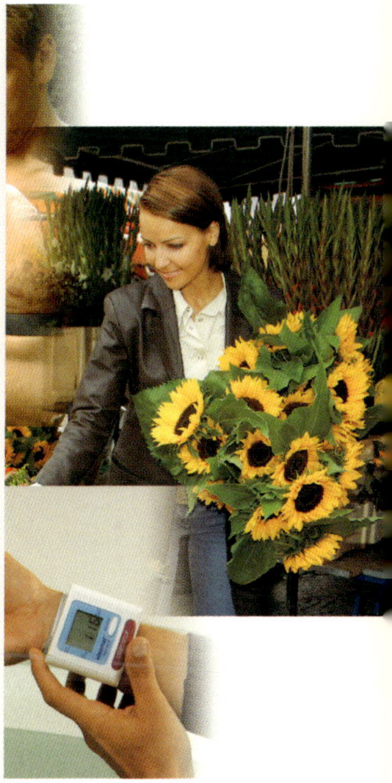

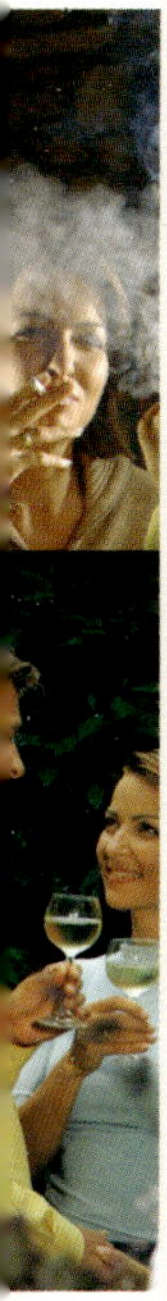

Atherosklerose	*Auch Arterienverkalkung. Erkrankung unserer Blutgefäße, bei der Auflagerungen an den Gefäßinnenwänden zu einem Verschluss der Blutgefäße führen können. Die schwerwiegendsten Folgen sind Herzinfarkt und Schlaganfall.*
Autoimmunerkrankung	*Erkrankung unseres Immunsystems, bei der sich unsere Antikörper gegen körpereigene Zellen richten und diese dadurch zerstört werden.*
Bauchspeicheldrüse	*Auch Pankreas. Die Bauchspeicheldrüse besteht aus zwei Teilen. Der eine Teil produziert verschiedene Verdauungsenzyme (also Substanzen, die unsere Nahrung in Einzelbestandteile aufspalten), der andere Teil stellt die Hormone Insulin und Glucagon her, die ins Blut abgegeben werden.*
Biguanide	*Medikamente zur Diabetes-Behandlung – hemmen die Glukosebildung in der Leber.*
Blutdruck	*Druck, mit dem das Blut in den Blutgefäßen weitertransportiert wird. Es werden ein oberer (systolischer) Wert und ein unterer (diastolischer) Wert unterschieden.*
Bluthochdruck	*Zu hohe Blutdruckwerte. Ein Blutdruck über 140/90 wird heute als zu hoch eingeschätzt.*
Blutzucker	*Glukose, die im Blut transportiert wird. Der Blutzucker ist für die meisten Zellen der wichtigste Energielieferant.*
Blutzuckerwert	*Menge an Glukose, die im Blut vorhanden ist. Kann mit verschiedenen Messmethoden bestimmt werden und wird in mg/dl (Milligramm pro Deziliter) oder mmol/l (Millimol pro Liter) angegeben. Kann als so genannter Nüchternwert oder als aktueller Blutzuckerwert bestimmt werden (d. h. unabhängig von der Nahrungsaufnahme). Normal sind Nüchternwerte bis 110 mg/dl.*
BMI	*Body-Mass-Index. Maßeinheit, mit der festgestellt werden kann, ob bei Ihnen Übergewicht vorliegt. Der BMI berechnet sich aus dem Körpergewicht und Ihrer Körpergröße (Körpergewicht in Kilogramm geteilt durch die Körpergröße im Quadrat).*
Broteinheit (BE)	*Berechnungseinheit für Kohlenhydrate. Wird heute nicht mehr angewandt. Stattdessen wird der glykämische Index herangezogen.*
Cholesterin	*Eine Fettart. Enthalten in Lebensmitteln tierischen Ursprungs. Wird außerdem in der Leber produziert. Cholesterin ist Ausgangsstoff für viele Hormone und für die Gallensäuren. Zu viel Cholesterin ist Risikofaktor der Atherosklerose.*
Diabetes mellitus	*Auch Zuckerkrankheit. Stoffwechselstörung, bei der der Blutzuckerspiegel oft wesentlich über den Normalwerten liegt.*
Diabetischer Fuß	*Entzündliche Veränderungen an den Füßen, die vor allem durch eine zugrunde liegende Nervenkrankheit in Kombination mit einer Minderdurchblutung hervorgerufen werden. Der diabetische Fuß gehört zu den Komplikationen bei Diabetes. Es sollten daher regelmäßige Untersuchungen auf Veränderungen durchgeführt werden.*
Dialyse	*Künstliche Blutwäsche. Ist erforderlich, wenn die Nieren ihre Filterfunktion nicht mehr ausreichend wahrnehmen können.*

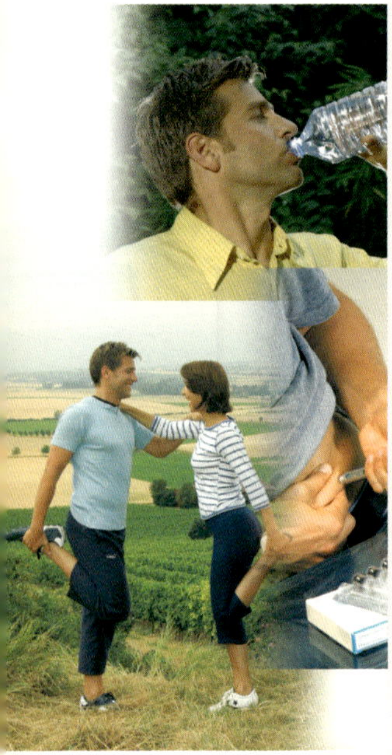

Disease-Management-Programme	*Kurz DMP oder Programme für chronisch Kranke. Strukturierte Behandlungsprogramme, die bei chronischen Krankheiten zu einer qualitativen Verbesserung der medizinischen Versorgung der Patienten beitragen sollen.*
Embolie	*Schädigung von Organen oder Organteilen durch akuten Sauerstoffmangel beim Verschluss von Blutgefäßen durch einen Thrombus.*
Endothel	*Innenauskleidung der Blutgefäße.*
Fetopathie, diabetische	*Schädigungen des Embryos durch die Zuckerkrankheit der Mutter.*
Fettsäuren	*Bestandteile der Fette. Je nach vorliegenden Bindungen (Doppel- oder Einfachbindung) zwischen den einzelnen Kohlenstoffatomen unterscheidet man zwischen gesättigten (nur Einfachbindungen), einfach ungesättigten (nur eine Doppelbindung in der Fettsäure, sonst Einfachbindungen) und mehrfach ungesättigten (mehr als eine Doppelbindung) Fettsäuren.*
Funduskopie	*Untersuchung des Augenhintergrunds zur Feststellung, ob bereits Veränderungen des Auges vorhanden sind. Diese Augenuntersuchung sollte bei Typ-2-Diabetikern einmal jährlich durchgeführt werden.*
Glucagon	*Hormon aus der Bauchspeicheldrüse. Glucagon ist der direkte Gegenspieler des Insulins. Es führt zum Ansteigen des Blutzuckerspiegels.*
Glucosidasehemmer	*Medikamente zur Diabetesbehandlung – reduzieren die Glukoseaufnahme aus dem Darm.*
Glukose	*Eine Zuckerart. Glukose ist der Hauptenergielieferant für unsere Körperzellen. Zu den Zellen gelangt er über das Blut (daher auch Blutzucker).*
Glycogen	*Eine Speicherform der Glukose, die von der Leber aus Zucker gebildet wird.*
Glykämischer Index	*Bewertung von Lebensmitteln über ihren Kohlenhydratanteil und deren Auswirkung auf den Blutzucker. Zucker (Glukose) hat einen glykämischen Index von 100.*
HbA_{1c}	*Laborwert, der angibt, ob Ihr Blutzucker in den letzten Wochen gut eingestellt war. Hb bedeutet Hämoglobin – dieses lagert bei hohen Blutglukosewerten Zucker an. Der Normalwert beträgt 4 bis 6,9 % (Werte schwanken abhängig vom Labor).*
HDL	*High Density Lipoprotein - Lipoprotein mit hoher Dichte. Transportform des Cholesterins im Blut. HDL wird auch als „gutes Cholesterin" bezeichnet, weil es überflüssiges Cholesterin abtransportiert und so der Atherosklerose entgegenwirkt.*
Herzinfarkt	*Meist durch Atherosklerose kommt es zu einer starken Einengung der Herzgefäße. Durch einen kompletten Verschluss kann es aufgrund von Sauerstoffmangel zum Absterben von Herzmuskelzellen kommen. Im Extremfall sterben so viele Muskelzellen ab, dass unser Herz nicht mehr weiterschlagen kann.*
Hyperglykämie	*Überzuckerung. Meist durch falsch eingestellte Diabetes-Behandlung. Als Folge kann im Extremfall ein diabetisches Koma auftreten.*

Hyperosmolar-hyperglykämisches Koma	*Das hyperosmolare-hyperglykämische Koma wird dadurch ausgelöst, dass ein sehr hoher Blutzuckerspiegel (oft über 600 mg/dl) den Zellen Wasser entzieht. Das geht so weit, dass die Zellen ihre normale Funktion nicht mehr ausüben können. Es kann in Extremfällen zum Bewusstseinsverlust kommen. Besonders gefährdet für das hyperosmolare-hyperglykämische Koma sind ältere Patienten oder Patienten mit akuten Infekten (Harnwegsinfekte, Lungenentzündung) bzw. anderen schweren Erkrankungen. Begünstigt wird diese Komaform durch eine zu geringe Flüssigkeitsaufnahme.*
Hypertonie	*Bluthochdruck (siehe dort).*
Hypoglykämie	*Unterzuckerung (siehe dort).*
Insulin	*Hormon der Bauchspeicheldrüse, das zu einer Senkung des Blutzuckers führt. Ohne Insulin können die meisten Zellen nicht den lebenswichtigen Energielieferanten Zucker aufnehmen.*
Insulin-Pen	*Gerät zur Verabreichung von Insulin. Durch Knopfdruck schießt eine Injektionsnadel aus dem Pen und injiziert Insulin.*
Insulinresistenz	*Mangelhafte Fähigkeit der Körperzellen, Blutzucker aufzunehmen. Ursache ist eine Störung der Insulinwirkung an der Zelle. Wird durch mangelhafte Bewegung, Übergewicht und falsche Ernährung ausgelöst. Geht der Entstehung eines Typ-2-Diabetes meist voraus und besteht oft schon mehrere Jahre.*
Insulinsensitizer	*Medikamente zur Behandlung des Diabetes – verbessern die Aufnahme von Zucker in die Körperzellen.*
Kapillaren	*Kleinste Blutgefäße, die nur eine sehr dünne Gefäßwand haben. Siebartige Öffnungen ermöglichen den Austausch von Sauerstoff und Nährstoffen mit dem umliegenden Gewebe.*
Koma, diabetisches	*Bewusstseinsverlust als Folge der gestörten Blutzuckerkontrolle.*
LDL	*Low Density Lipoprotein - Lipoprotein mit geringer Dichte. Transportform des Cholesterins im Blut. Wird auch als das „schlechte Cholesterin" bezeichnet, da es sehr stark mit Cholesterin beladen ist und dieses an Zellen abgibt sowie ins Blut entlässt.*
Makrophagen	*Zellen unseres Immunsystems.*
Mikroangiopathie, diabetische	*Veränderung kleiner Blutgefäße.*
Mikroinfarkte	*Verschluss kleinster Blutgefäße mit der Folge, dass kleine Gewebebezirke absterben.*
Mikro- und Makroalbuminurie	*Erhöhte Ausscheidung von Eiweiß (Albumin ist eine Eiweißart) über die Nieren in den Urin. Zeigt an, ob bereits eine Nierenschädigung vorhanden sein kann.*
Nüchtern-Blutzucker	*Blutzuckerwert, der nach mindestens achtstündigem Fasten gemessen wird. Dieser Wert beträgt bei Gesunden maximal 125 mg/dl im Plasma (entspricht 3,3 mmol/l).*
Omega-3-Fettsäuren	*Bestimmte Art von ungesättigten Fettsäuren, die vor allem in Seefisch enthalten ist.*
Pfortaderblut	*Die Pfortader ist das Blutgefäß, das vom Darm direkt zur Leber führt. Im Pfortaderblut sind alle Nährstoffe enthalten, die wir über unseren Darm aufnehmen. Die Leber nimmt einen großen Teil der Nährstoffe auf und baut sie um.*

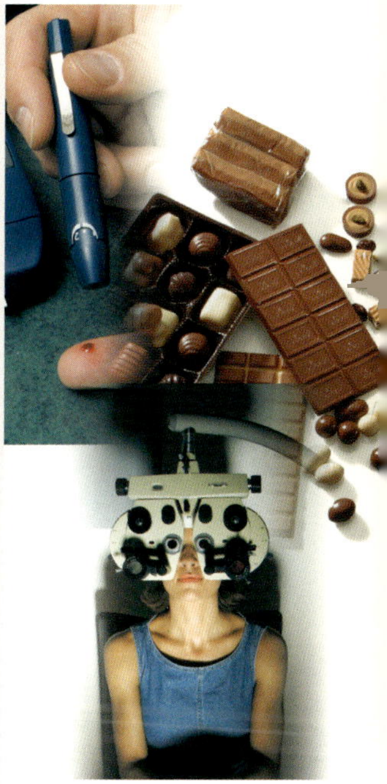

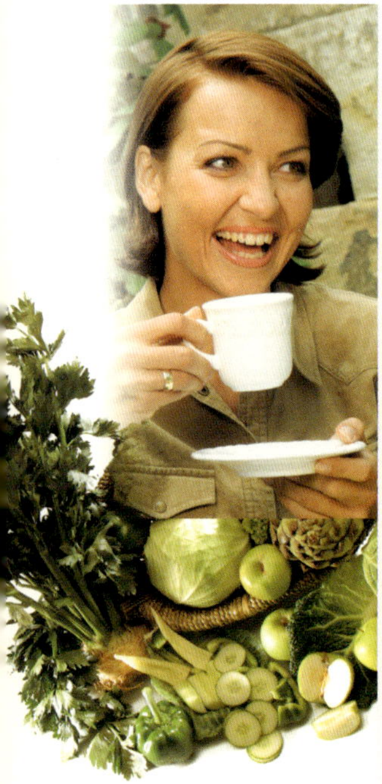

Plaque	*Atherosklerotische Auflagerung.*
Schaufensterkrankheit	*Atherosklerose der Beinarterien. Dadurch entstehende Durchblutungsstörungen führen zu Beschwerden, wenn die Beinmuskeln wie etwa beim flotten Gehen stärker beansprucht werden. Die Betroffenen müssen dann häufig stehen bleiben, um sich auszuruhen.*
Schlaganfall	*Meist durch Atherosklerose kommt es zu einer starken Einengung der Blutgefäße im Gehirn. Durch einen kompletten Verschluss (zum Beispiel durch das Hängenbleiben eines Thrombus) kann es aufgrund von Sauerstoffmangel zum Absterben von Gehirnzellen kommen.*
Spritz-Ess-Abstand	*Zeitlicher Abstand zwischen Verabreichung von Insulin und Nahrungsaufnahme. Ist in den meisten Fällen unnötig und erhöht die Gefahr einer Unterzuckerung.*
Stärke	*Eine Kohlenhydratform, bei der sehr viele Zucker miteinander verbunden sind. Durch unsere Verdauung kann die Stärke in die einzelnen Zuckerbestandteile zerlegt werden.*
Sulfonylharnstoffe	*Medikamentengruppe zur Diabetesbehandlung. Aktivierung der Insulinproduktion in der Bauchspeicheldrüse.*
Symptome	*Krankheitszeichen.*
Thrombus	*Ansammlung von Blutplättchen und weiteren festen Bestandteilen an Gefäßinnenwänden. Entsteht zum Beispiel an atherosklerotischen Plaques. Durch Absprengung eines Thrombus kann dieser in ganz andere Gefäßbereiche gelangen und diese verstopfen (Embolie).*
Triglyceride	*Fettart, bei der drei Fettsäuren an ein so genanntes Glycerolmolekül gebunden sind.*
Typ-1-Diabetes	*Form des Diabetes, die meist bereits in sehr jungen Jahren (Jugendliche, junge Erwachsene) auftritt. Die Ursache ist meist eine Autoimmunerkrankung, bei der die insulinproduzierenden Zellen in der Bauchspeicheldrüse zerstört werden.*
Typ-2-Diabetes	*Die häufigste Diabetes-Form. Ursache ist bei den meisten Betroffenen eine Unempfindlichkeit der Körperzellen gegenüber Insulin, verbunden mit einer zu geringen Insulinproduktion. Für den Typ-2-Diabetes besteht eine vererbte Veranlagung. Ausgelöst wird diese Erkrankung durch verschiedene Faktoren wie hohes Lebensalter, Übergewicht, und zu wenig körperliche Bewegung.*
Unterzuckerung	*Zu geringer Blutzuckerwert. Meist durch ausgelassene Mahlzeiten oder zu hohe Dosierung von Diabetes-Medikamenten.*
VLDL	*Very Low Density Lipoprotein – Lipoprotein mit sehr geringer Dichte. Transportform des Cholesterins im Blut mit dem höchsten Cholesterinanteil. Wird zusammen mit dem LDL als das „schlechte Cholesterin" bezeichnet, da es sehr stark mit Cholesterin beladen ist und dieses an Zellen abgibt sowie ins Blut entlässt.*
Zuckerstar	*Eintrübung der Linse unseres Auges durch Ablagerung von Zuckerstoffen.*

Stichwortverzeichnis

Impressum

Herausgeber:
AOK-Bundesverband
Kortrijker Straße 1
53177 Bonn

Deutscher Hausärzteverband e. V.
Theodor-Heuss-Ring 14
50668 Köln

Gunther Vogel
Leiter der ZDF-Redaktion
Gesundheit und Natur
55100 Mainz

Die Autoren:
Dr. Verena Drebing, Denise Mikulsky,
Dr. Dierk Heimann, Gunther Vogel

Autor Rezeptteil: Walter A. Drössler

Redaktion: Dr. Verena Drebing

Lektorat: Gunther Weinell

Gestaltung: Christian Schlimper, Mainz

Druck und Verarbeitung:
Druckerei und Verlag
Klaus Koch GmbH, Wiesbaden

Bildnachweis:
AOK-Bundesverband,
medi cine medienproduktions gmbh

Fotografie: Michael Jarmusch

Styling: Hedi Mayr-Hassler

Rezeptteil: Alle Fotos im Rezeptteil stammen vom MedienServiceBüro Walter A. Drössler, Tittmoning

Fotografie: Michael Holz

Foodstyling/Styling: Ute Drössler

Versuchsküche: MSB Walter A. Drössler

Die Inhalte dieses Buches basieren auf der 4. Änderungsverordnung des Risikostrukturausgleichs vom 27. Juni 2002

Hinweis:
Die Informationen in diesem Buch sind von den Autoren, der Redaktion und den Herausgebern nach bestem Wissen und Gewissen sorgfältig erwogen und geprüft, stellen aber keinen Ersatz für eine medizinische Betreuung jeglicher Art dar. Dies gilt insbesondere für die in diesem Buch vorgestellten Heilmittel, die z. T. aus hochwirksamen Naturprodukten bestehen und je nach Konstitution des Anwenders Überempfindlichkeitsreaktionen auslösen oder zu Nebenwirkungen führen können. Bevor Sie ein nach unseren Vorschlägen zusammengestelltes Heilmittel bei sich anwenden, sollten Sie daher in jedem Fall vorab mit Ihrem Arzt oder Apotheker Kontakt aufnehmen und sich entsprechend beraten lassen.

Die im Text genannten Arzneimittelbezeichnungen werden im Geschäftsverkehr zum Teil mit einem Hinweis auf eine Markeneintragung im Markenregister, zum Teil ohne einen solchen Hinweis verwendet. Der Herausgeber hat im Interesse einer einheitlichen Darstellung davon abgesehen, eine entsprechende Differenzierung vorzunehmen. Er macht vorsorglich darauf aufmerksam, dass die erwähnten Produktnamen auch ohne ausdrücklichen Hinweis Markenschutz genießen können.

Autoren, Herausgeber und Redaktion übernehmen keinerlei Haftung für etwaige Personen- oder Sachschäden, die sich aus Gebrauch oder Missbrauch der in diesem Buch aufgeführten Anwendungsmöglichkeiten ergeben.